DR. RAÚL FERRER PEÑA

CERRAR LA BRECHA
[MODELO GAP]

Estrategias para reorganizar la Atención Primaria alrededor de la persona.

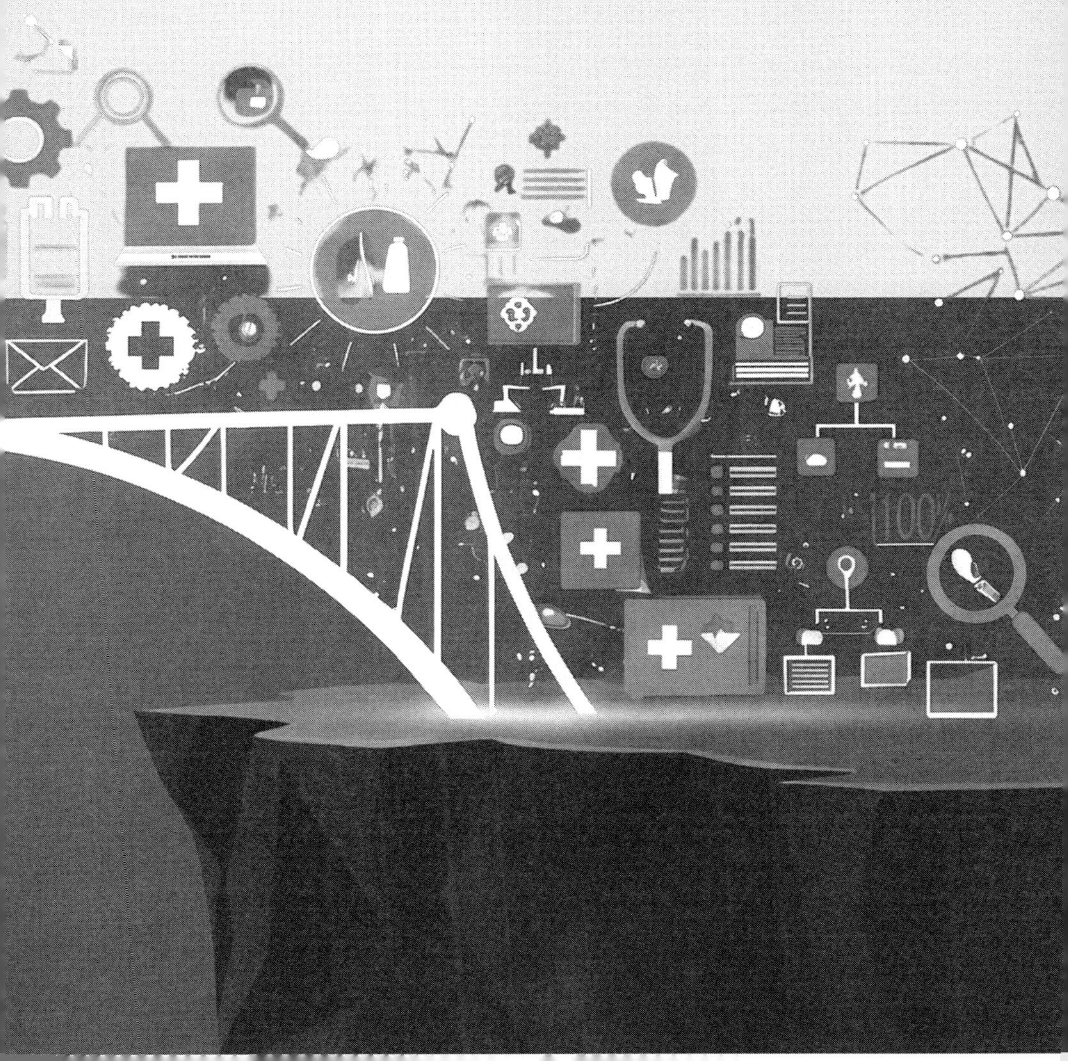

CERRAR LA BRECHA
(MODELO GAP)

Estrategias para reorganizar la Atención Primaria
alrededor de la persona.

Dr. Raúl Ferrer Peña

DR. RAÚL FERRER PEÑA

CERRAR LA BRECHA
[MODELO GAP]

Estrategias para reorganizar la Atención Primaria alrededor de la persona.

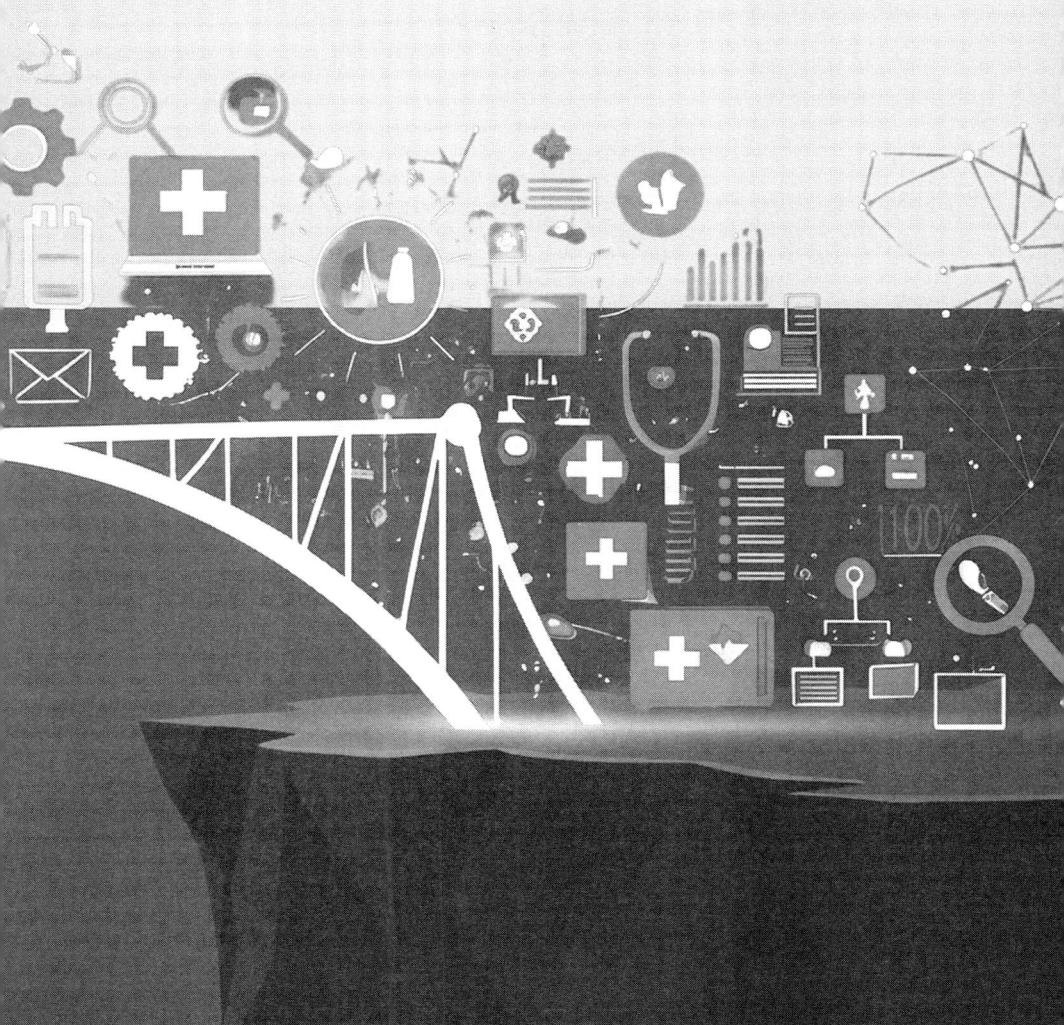

© DR. RAÚL FERRER PEÑA
CERRAR LA BRECHA (MODELO GAP)
Estrategias para reorganizar la Atención Primaria alrededor de la
persona.

ISBN papel: 978-84-685-9414-9
ISBN pdf: 978-84-685-9415-6

Impreso en España
Editado por Bubok Publishing S.L.

A los equipos que cuidan en medio del ruido.
"Sin datos, solo eres otra persona con una opinión".
W. Edwards Deming

Que estas páginas ayuden a transformar el
voluntarismo en método, y la complejidad
en aprendizaje organizativo.

Índice

PARTE IV

GAP Y CARTERA DE SERVICIOS: ORDEN SIN RUPTURA

PARTE V

IMPACTO REAL DEL MODELO GAP

PARTE VI

IMPLANTAR SIN ROMPER

PARTE I
EL PROBLEMA ORGANIZATIVO DE FONDO

Capítulo 1

Un sistema que funciona, pero no alrededor de la persona

A primera hora de la mañana, la agenda está llena. La consulta avanza con ritmo: una entrada, una salida, otra entrada. Se atiende, se prescribe, se registra, se deriva cuando corresponde. El sistema, visto desde dentro, funciona.

Entra una persona con dolor persistente. No viene por algo nuevo. Viene porque lo de siempre ha empezado a ocuparlo todo: el sueño, el trabajo, el ánimo, el movimiento. No es un caso raro. Es un caso frecuente. Pero tampoco es sencillo. Requiere tiempo, hilo, contexto y continuidad.

Y, sin embargo, la consulta tiene un reloj propio.

Con el tiempo disponible, el sistema empuja hacia decisiones rápidas y fragmentadas. Se hace lo posible dentro del margen. Se revisa lo urgente. Se ajusta un fármaco. Se solicita una prueba. Se deriva. Se programa una revisión. Técnicamente, nada está mal hecho. Nadie actúa de forma incorrecta. Y, aun así, la sensación persiste: nadie está viendo el conjunto.

La persona sale con la impresión de haber sido atendida, pero no acompañada. Vuelve a casa con indicaciones, pero sin arquitectura. Con acciones, pero sin relato. Y con una intuición que se repite en muchos pacientes: *tengo que organizarme yo*.

Esta escena no es excepcional. Se ha normalizado hasta el punto de dejar de percibirse como un problema estructural. Se interpreta como el precio inevitable de la presión asistencial, no como un efecto directo del diseño organizativo.

La Atención Primaria se organiza, en gran medida, alrededor de agendas. Esto es lógico. Sin agenda no hay sistema. El problema aparece cuando la agenda deja de ser una herramienta y pasa a convertirse en el eje que define lo posible.

Cuando el sistema se estructura en torno a microtiempos, el tipo de atención que emerge no es fruto de la falta de compromiso profesional, sino de una **limitación estructural**. En la práctica real, muchas consultas en Atención Primaria se han desplazado hacia tiempos medios de **5–6 minutos por paciente**, una horquilla denunciada de forma reiterada por organizaciones profesionales y científicas en la Comunidad de Madrid como práctica habitual en los últimos años.

Este diseño tiene consecuencias previsibles. Con ese tiempo, la atención tiende a volverse episódica por necesidad, no por intención. No es que el profesional no quiera integrar biografía, contexto, multimorbilidad o impacto funcional. Es que el sistema no lo permite de forma sistemática.

A esto se añade otro dato relevante: **el acceso también se ve bloqueado por la falta de coordinación**. Según datos publicados por la Comunidad de Madrid y analizados por el Ministerio de Sanidad, la **demora media para obtener cita en Atención Primaria se sitúa en torno a los 8–9 días**, con picos superiores en determinados momentos y territorios. Este retraso no siempre refleja falta de profesionales, sino una **organización que genera demanda adicional por fragmentación**, reconsultas y trámites sucesivos.

La consecuencia es que el sistema, aun funcionando intensamente, **dificulta el acceso efectivo** a una atención que sea resolutiva desde el primer contacto.

La iatrogenia organizativa

Tradicionalmente, la iatrogenia se ha asociado al daño causado por una intervención clínica concreta. Sin embargo, la literatura contemporánea en seguridad del paciente y gestión sanitaria ha ampliado este concepto hacia la **iatrogenia organizativa**: daño generado no por lo que se hace, sino por **cómo se organiza el sistema**.

La fragmentación de la atención, la duplicidad de pruebas, la reiteración de visitas, los mensajes clínicos inconsistentes y la carga excesiva trasladada al paciente son ejemplos claros de este tipo de daño. No son errores individuales. Son efectos previsibles de un diseño centrado en flujos y dispositivos, no en trayectorias (Braithwaite et al., 2018; Wears & Hollnagel, 2015).

Desde esta perspectiva, la Atención Primaria se comporta como un sistema complejo adaptativo. Responde a lo que estructura su trabajo cotidiano. Cuando ese trabajo se organiza en torno a agendas rígidas y tiempos mínimos, el sistema optimiza lo medible y lo inmediato, pero penaliza lo relacional, lo integrador y lo longitudinal.

Barbara Starfield describió hace décadas los atributos fundamentales de la Atención Primaria: accesibilidad, longitudinalidad, integralidad y coordinación. La evidencia muestra que estos atributos mejoran resultados y reducen uso innecesario de recursos. Pero también muestra que **no emergen por**

declaración de principios, sino cuando existen condiciones organizativas que los sostienen.

Un sistema puede funcionar correctamente para cumplir agendas y, al mismo tiempo, generar daño al impedir trayectorias de atención coherentes. La fragmentación no es un fallo profesional, es una forma de iatrogenia organizativa.

La longitudinalidad, por ejemplo, no es solo volver a ver al mismo profesional. Es una relación sostenida que reduce hospitalizaciones evitables y mejora la toma de decisiones. Esta relación se erosiona cuando la presión asistencial coloniza la agenda y transforma cada contacto en un episodio aislado (Stange & Ferrer, 2009).

A todo ello se suma un fenómeno bien descrito en gestión de servicios: la **demanda de fallo** (*failure demand*). Se trata de actividad generada no por necesidad clínica nueva, sino por respuestas previas incompletas o fragmentadas. Reconsultas, visitas administrativas, urgencias por falta de resolución inicial. El sistema aumenta actividad, pero no valor.

Implicaciones prácticas

Para la persona
Más visitas no significan mejor atención. Significan, con frecuencia, intentos sucesivos de resolver por partes lo que requiere una visión integrada. Se repite la historia, se reciben indicaciones que no siempre encajan y se experimenta el sistema

como un laberinto más que como una red de cuidado. El daño no siempre es clínico inmediato, pero sí acumulativo.

Para el profesional

Se trabaja en un límite permanente. Se toman decisiones razonables con información incompleta. Se normaliza el "hacer lo que se puede". El desgaste no procede de la complejidad clínica, sino de la imposibilidad de ejercer bien el propio criterio en un marco que no lo permite.

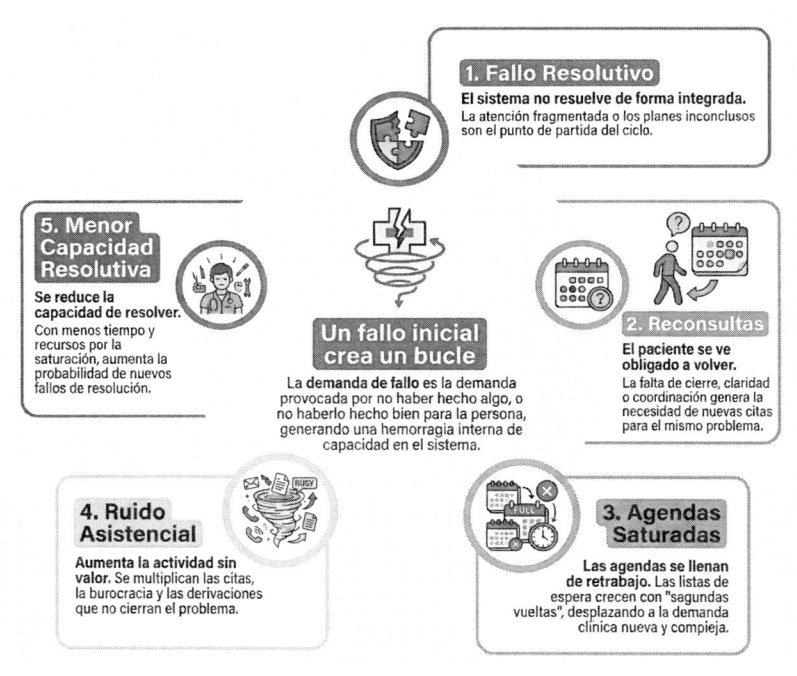

Circuito de la de Demanda de Fallo.
Fuente: Elaboración propia

Para el sistema

Aparece una ineficiencia encubierta. Agendas saturadas, listas de espera que crecen y un volumen de actividad que no se traduce en cierre real de problemas. El sistema hace mucho, pero aprende poco. Y en ese proceso, produce iatrogenia organizativa sin nombrarla.

Cuando el sistema no ofrece una trayectoria integrada, alguien conecta las piezas. A veces lo hace el profesional, fuera de agenda y sin reconocimiento. Cada vez más, lo hace el propio paciente, que aprende a navegar dispositivos, citas y mensajes como si fuera el verdadero gestor de su proceso.

En el siguiente capítulo analizaremos ese fenómeno: **el paciente como gestor involuntario del sistema**, y el coste humano, clínico y organizativo de que esa coordinación recaiga sobre quien menos debería soportarla.

Capítulo 2

El paciente como gestor involuntario del sistema

Laura tiene 52 años, trabaja a jornada completa en una gestoría y tiene dos hijos adolescentes. Pero su verdadero segundo trabajo, no remunerado, no reconocido y de alta exigencia, es ser la gestora del sistema sanitario de su padre, Antonio.

Antonio tiene 84 años. Insuficiencia cardíaca, deterioro cognitivo incipiente y una úlcera venosa que no termina de cerrar. No es un paciente excepcional. Es un paciente típico de la Atención Primaria actual.

La semana pasada, Laura pidió tres horas en el trabajo para acompañarlo al hospital. La visita duró diez minutos. El especialista confirmó que el corazón estaba estable y añadió que la úlcera debía valorarla el cirujano vascular. Emitió un volante. El circuito, explicó, era otro.

En admisión le dieron cita para dentro de tres meses. Laura intentó explicar que la herida supuraba. Le indicaron que solicitara curas en su centro de salud mientras tanto. Al día siguiente volvió a pedir permiso laboral para llevar a su padre a la consulta de enfermería. La enfermera realizó la cura y le explicó que el material específico para domicilio requería un visado. Ese trámite debía iniciarse desde la Carpeta de Salud o en el mostrador administrativo.

Laura no tuvo problema en entrar en la Carpeta de Salud. Tiene correo electrónico, certificado digital y un móvil relativamente moderno. Pero su padre no. Y muchas de las personas que Laura ve cada día en la sala de espera tampoco.

En una semana, Laura ha sido chófer, administrativa, portadora de informes, traductora entre dispositivos que no se hablan y enfermera en casa. El sistema no se lo ha pedido explícitamente. Simplemente ha asumido que ella está ahí.

La organización sanitaria funciona como si cada paciente complejo viniera de serie con una Laura disponible, competente digitalmente y con margen vital suficiente para sostener los huecos del sistema.

¿Y cuando no hay Laura?
¿O cuando Laura se cansa?
¿O cuando la brecha digital convierte una herramienta pensada para facilitar en una barrera más?

El problema estructural

Lo que vive Laura no es una anécdota. Es un **fenómeno estructural de transferencia de carga**.

En su intento por ganar eficiencia interna, el sistema sanitario ha ido desplazando progresivamente tareas de coordinación, gestión y seguimiento hacia el paciente y su entorno. La digitalización ha acelerado este proceso.

Las plataformas de cita online, las Carpetas de Salud, los sistemas de mensajería y descarga de informes son herramientas bienintencionadas. Han mejorado el acceso para una parte de la población. Pero también han generado un efecto colateral: **trasladar trabajo administrativo al usuario**, especialmente en contextos de complejidad.

Cuando el sistema no se organiza alrededor de la persona, convierte al paciente y a su entorno en gestores involuntarios de su propia atención. La digitalización, sin una interfaz humana que la sostenga, amplifica esta carga y profundiza las desigualdades.

Solicitar citas, revisar resultados, gestionar visados, descargar informes, reenviar documentación entre dispositivos. Todo ello requiere:

- Tiempo.
- Competencias digitales.
- Capacidad cognitiva.
- Estabilidad emocional.
- Acceso tecnológico.

El sistema rara vez evalúa si la persona dispone de estos recursos. Simplemente **da por hecho que los tiene**.

Aquí aparece con claridad la brecha digital en salud. No como ausencia de tecnología, sino como **desigualdad en la capacidad de usarla para sostener una trayectoria asistencial**. Las personas mayores, con bajo nivel educativo, deterioro cognitivo, precariedad social o sobrecarga de cuidados quedan sistemáticamente en desventaja.

Cuando la coordinación depende de la habilidad digital del paciente o del cuidador, el sistema deja de ser universal en la práctica, aunque lo sea en el diseño.

La carga del tratamiento y la capacidad del paciente

La sociología de la salud ha conceptualizado este fenómeno a través de la **Teoría de la Carga del Tratamiento**. May y colaboradores describen que "ser paciente" implica realizar un trabajo real: organizar citas, seguir tratamientos, integrar recomendaciones, gestionar trámites y coordinar interlocutores (May et al., 2014).

Este trabajo consume recursos personales. Y esos recursos no son infinitos.

El modelo de **Complejidad Acumulativa** propuesto por Shippee y desarrollado posteriormente por May y Montori plantea que el equilibrio entre lo que el sistema exige y lo que la persona puede ofrecer es frágil. Cuando la carga del tratamiento supera la capacidad del paciente, el sistema entra en fallo.

Ese fallo suele interpretarse como:

- Falta de adherencia.
- Desorganización del paciente.
- Uso inadecuado de recursos.

Pero, desde este marco, no es un problema de conducta individual. Es un **problema de diseño organizativo**.

La digitalización, lejos de reducir esta carga en todos los casos, puede incrementarla. La literatura muestra que las herramientas digitales en salud tienden a beneficiar más a quienes ya tienen mayor capital social y cultural, ampliando desigualdades si no se acompañan de interfaces humanas de apoyo.

Implicaciones prácticas

Para la persona y su entorno
El impacto es agotamiento, ansiedad y sensación de responsabilidad impropia. El paciente y el cuidador trabajan para el sistema. El cuidado deja de ser algo que se recibe y pasa a ser algo que se gestiona.

Para el profesional
El profesional recibe al paciente cuando el sistema ya ha fallado. Con información incompleta, con decisiones tomadas en otros niveles y con una carga emocional acumulada. Se interpreta como caso complejo, cuando en realidad es un recorrido mal organizado.

Para el sistema
El resultado es ineficiencia estructural. Pacientes que podrían mantenerse estables acaban en urgencias. Se incrementa el uso reactivo de recursos caros para resolver problemas de coordinación crónica. La brecha digital se convierte en brecha asistencial.

Hasta ahora hemos visto cómo el sistema fragmenta la atención y desplaza la carga de coordinación hacia el paciente y su entorno. Pero queda una pregunta de fondo:
¿por qué seguimos intentando resolver estos problemas acumulativos con respuestas lineales, guías aisladas y soluciones parciales?

En el siguiente capítulo abordaremos esta cuestión desde un marco más amplio: **por qué los problemas complejos no se resuelven con soluciones lineales**, y qué implica esto para la organización de la Atención Primaria.

Capítulo 3

Por qué los problemas complejos no se resuelven con soluciones lineales

Imaginemos a Juan. Tiene 78 años y vive solo desde que falleció su pareja. Convive con insuficiencia cardíaca, artrosis de rodilla avanzada y diabetes tipo 2. No es un caso excepcional. Es, de hecho, una de las configuraciones más frecuentes que atiende la Atención Primaria.

El martes acude al traumatólogo por el dolor de rodilla. El especialista sigue escrupulosamente la Guía de Práctica Clínica de artrosis y prescribe un antiinflamatorio potente. La indicación es correcta. La evidencia la respalda.

Dos días después, Juan empieza a notar hinchazón en los tobillos y dificultad para respirar al tumbarse. El antiinflamatorio ha provocado retención de líquidos y ha descompensado su insuficiencia cardíaca. Acude a urgencias. Allí le retiran el fármaco, ajustan los diuréticos y, al detectar cifras de glucemia elevadas, intensifican la pauta de insulina y recomiendan una dieta estricta.

Juan vuelve a casa clínicamente "mejor". Pero ahora la rodilla duele más que nunca. No sale a caminar. Se mueve menos. Come peor. Tiene hipoglucemias. Una noche se marea en el baño y cae.

El resultado final es un ingreso por fractura de cadera, deterioro funcional acelerado y miedo creciente a su propia medicación.

Si analizáramos cada intervención de forma aislada, todas serían correctas. Cada profesional actuó conforme a la mejor evidencia disponible. El problema no está en las decisiones individuales. El problema es que Juan no es la suma de tres enfermedades independientes.

Juan es un sistema.

La medicina moderna ha construido gran parte de su éxito sobre el **reduccionismo**. Dividir problemas grandes en partes pequeñas y resolverlas una a una ha permitido avances extraordinarios en patología aguda, cirugía y tratamiento de enfermedades bien delimitadas.

Este enfoque funciona muy bien para problemas **complicados**.

La multimorbilidad no es un problema complicado que requiera más guías, sino un problema complejo que exige integración, priorización y adaptación. Sumar intervenciones lineales no produce cuidado integral, produce iatrogenia organizativa.

Un sistema complicado, en términos clásicos, es aquel que puede tener muchos componentes, pero cuyas relaciones son estables, predecibles y replicables. Un motor de avión es complicado. Requiere conocimiento experto, protocolos precisos y secuencias claras. Si se siguen correctamente, el resultado es previsible.

La Atención Primaria contemporánea, sin embargo, se enfrenta cada vez más a problemas **complejos**.

Un sistema complejo no se define por el número de elementos, sino por la **naturaleza de las interacciones** entre ellos. Criar a un niño es complejo. No existe un manual que garantice el resultado. El comportamiento emerge de la interacción entre biología, entorno, historia previa y adaptación continua.

La multimorbilidad pertenece claramente a este segundo grupo.

El problema estructural aparece cuando se intentan abordar fenómenos complejos con herramientas diseñadas para sistemas complicados. Las Guías de Práctica Clínica, las vías clínicas y los incentivos por indicadores suponen relaciones lineales de causa-efecto: *si ocurre A, aplique B*.

Pero en la multimorbilidad, **aplicar correctamente B puede empeorar C**.

Complicado versus complejo: la distinción de Plsek

Plsek y Greenhalgh introdujeron de forma clara esta distinción en el ámbito sanitario. Según su definición:

- **Lo complicado** es predecible, descomponible y controlable mediante protocolos.
- **Lo complejo** es adaptativo, no lineal y sensible al contexto. Sus resultados emergen de las interacciones, no de la suma de las partes.

En sistemas complejos:

- Pequeñas intervenciones pueden tener efectos desproporcionados.
- Grandes cambios pueden tener poco impacto.

- La estandarización excesiva puede generar rigidez y efectos adversos.
- La adaptación continua es más eficaz que el control rígido.

La Atención Primaria, cuando atiende personas con multimorbilidad, dolor persistente, fragilidad o problemas funcionales, opera claramente como un **sistema complejo adaptativo**, no como una cadena de producción clínica.

Multimorbilidad y el límite de las guías clínicas

La evidencia muestra de forma consistente que las Guías de Práctica Clínica están diseñadas mayoritariamente para enfermedades individuales, en condiciones controladas y con exclusión explícita de comorbilidades relevantes.

El estudio clásico de Boyd et al. (2005) ilustra este límite de forma contundente. Aplicar de manera estricta las guías a una mujer hipotética de 79 años con cinco enfermedades crónicas comunes implicaría:

- 19 dosis diarias de medicación.
- 5 momentos distintos de toma.
- Más de 3 horas diarias dedicadas solo a tareas de autocuidado.

Todo ello sin contar interacciones farmacológicas, impacto funcional ni carga cognitiva.

Este fenómeno ha sido descrito como **polifarmacia basada en la evidencia**, una paradoja en la que cumplir todas las recomendaciones incrementa el riesgo de iatrogenia. No por mala práctica, sino por **suma acrítica de intervenciones lineales**.

Desde esta perspectiva, la multimorbilidad no es la coexistencia de varias enfermedades, sino una **condición clínica nueva**, con propiedades propias que no pueden inferirse a partir de cada patología por separado.

Implicaciones prácticas

Insistir en soluciones lineales para problemas complejos genera consecuencias previsibles:

Fragmentación clínica

El paciente recibe indicaciones contradictorias y difícilmente conciliables. Se le pide simultáneamente hacer más ejercicio y guardar reposo, comer más y comer menos, tomar más fármacos y simplificar tratamientos.

Pérdida de oportunidad clínica

La atención se centra en biomarcadores y objetivos aislados mientras se descuidan los verdaderos limitantes de la vida diaria: el dolor, el miedo a caerse, la soledad, la incapacidad funcional o las barreras del entorno.

Ineficiencia sistémica

Se crean unidades altamente especializadas que funcionan como islas de excelencia, mientras el paciente rebota entre ellas sin una visión integradora. La Atención Primaria, que debería ejercer como espacio de integración, queda atrapada gestionando informes, contradicciones y burocracia.

Nada de esto ocurre por falta de conocimiento. Ocurre porque se está utilizando una lógica inadecuada para la naturaleza del problema.

Hemos visto cómo un sistema fragmentado desplaza la carga al paciente y cómo la complejidad clínica no puede resolverse con herramientas lineales. Sin embargo, la respuesta histórica de la organización sanitaria ha sido añadir más normas, más protocolos y más circuitos.

En el siguiente capítulo analizaremos por qué **protocolizar no es coordinar**, y cómo la proliferación de guías puede, paradójicamente, aumentar la fragmentación que pretende resolver.

Referencias Parte I

AMYTS. (2022). *Informes sobre presión asistencial y tiempos de consulta en Atención Primaria en la Comunidad de Madrid*. Asociación de Médicos y Titulados Superiores de Madrid.

Boyd, C. M., Darer, J., Boult, C., Fried, L. P., Boult, L., & Wu, A. W. (2005). Clinical practice guidelines and quality of care for older patients with multiple comorbid diseases: Implications for pay for performance. *JAMA, 294*(6), 716–724. https://doi.org/10.1001/jama.294.6.716

Braithwaite, J., Churruca, K., Ellis, L. A., Long, J. C., Clay-Williams, R., Damen, N., … Ledema, R. (2018). Complexity science in healthcare—A critical review. *BMJ Open, 8*, e018036. https://doi.org/10.1136/bmjopen-2017-018036

Braithwaite, J., Churruca, K., Long, J. C., Ellis, L. A., & Herkes, J. (2018). When complexity science meets implementation science: A theoretical and empirical analysis of systems change. *BMC Medicine, 16*, 63. https://doi.org/10.1186/s12916-018-1057-z

Braithwaite, J., Wears, R. L., & Hollnagel, E. (2015). Resilient health care: Turning patient safety on its head. *International Journal for Quality in Health Care, 27*(5), 418–420. https://doi.org/10.1093/intqhc/mzv063

Comunidad de Madrid. (2023). *Datos de accesibilidad y tiempos de espera en Atención Primaria*. Consejería de Sanidad.

Marengoni, A., Angleman, S., Melis, R., Mangialasche, F., Karp, A., Garmen, A., … Fratiglioni, L. (2011). Aging with multimorbidity: A systematic review of the literature. *Ageing Research Reviews, 10*(4), 430–439. https://doi.org/10.1016/j.arr.2011.03.003

May, C., Eton, D. T., Boehmer, K., Gallacher, K., Hunt, K., MacDonald, S., … Montori, V. M. (2014). Rethinking the patient: Using burden of treatment theory to understand the changing dynamics of illness. *BMC Health Services Research, 14*, 281. https://doi.org/10.1186/1472-6963-14-281

May, C., & Montori, V. M. (2009). We need minimally disruptive medicine. *BMJ, 339*, b2803. https://doi.org/10.1136/bmj.b2803

Ministerio de Sanidad. (2023). *Indicadores clave del Sistema Nacional de Salud: Atención Primaria*. Gobierno de España.

Plsek, P. E., & Greenhalgh, T. (2001). The challenge of complexity in health care. *BMJ, 323*(7313), 625–628. https://doi.org/10.1136/bmj.323.7313.625

Shippee, N. D., Shah, N. D., May, C. R., Mair, F. S., & Montori, V. M. (2012). Cumulative complexity: A functional, patient-centered model of patient complexity can improve research and practice. *Journal of Clinical Epidemiology, 65*(10), 1041–1051. https://doi.org/10.1016/j.jclinepi.2012.05.005

Stange, K. C., & Ferrer, R. L. (2009). The paradox of primary care. *Annals of Family Medicine, 7*(4), 293–299. https://doi.org/10.1370/afm.1023

Starfield, B. (1998). *Primary care: Balancing health needs, services, and technology*. Oxford University Press.

Starfield, B., Shi, L., & Macinko, J. (2005). Contribution of primary care to health systems and health. *Milbank Quarterly, 83*(3), 457–502. https://doi.org/10.1111/j.1468-0009.2005.00409.x

Sturmberg, J. P., & Martin, C. M. (2013). Complexity and health—Yesterday's traditions, tomorrow's future. *Journal of Evaluation in Clinical Practice, 19*(2), 195–200. https://doi.org/10.1111/j.1365-2753.2012.01870.x

van Deursen, A. J. A. M., & Helsper, E. J. (2015). The third-level digital divide: Who benefits most from being online? *Communication and Information Technologies Annual, 10*, 29–52.

Wears, R. L., & Hollnagel, E. (2015). *Resilient health care, Volume 2: The resilience of everyday clinical work*. Ashgate.

PARTE II
LO QUE HEMOS INTENTADO Y POR QUÉ NO ES SUFICIENTE

Capítulo 4
Protocolizar no es coordinar

En el directorio compartido del servidor del centro de salud hay una carpeta compartida que nadie recuerda exactamente cuándo se creó. Dentro hay protocolos. Muchos. Algunos impresos, otros enlazados, otros enviados por correo y guardados "por si acaso". Protocolos de derivación, de seguimiento, de cronicidad, de dolor, de fragilidad, de riesgo cardiovascular, de atención domiciliaria.

Nadie duda de su valor. Están bien escritos. Basados en evidencia. Elaborados por profesionales competentes. El problema no es el contenido.

El problema es el contexto.

En la práctica diaria, cuando la agenda está llena y la presión asistencial es alta, el protocolo no aparece como una ayuda, sino como una exigencia más. Se sabe lo que habría que hacer. Se conoce el circuito ideal. Pero no hay tiempo, ni sincronía entre dispositivos, ni margen organizativo para desplegarlo.

El resultado no es ignorancia ni desidia. Es otra cosa más incómoda: una sensación persistente de estar haciendo menos de lo que se debería. De incumplir, no por falta de conocimiento, sino por imposibilidad material.

Esta vivencia se ha normalizado tanto que rara vez se nombra. Pero atraviesa de forma transversal a muchos equipos de Atención Primaria.

Durante las últimas décadas, una de las respuestas preferentes del sistema sanitario ante la complejidad ha sido **protocolizar**. Ante variabilidad, se estandariza. Ante incertidumbre, se diseña un circuito. Ante un fallo identificado, se añade una nueva capa de indicaciones. Esta lógica responde a una concepción implícita del sistema como un mecanismo que puede corregirse mediante reglas más precisas.

En determinados contextos, esta aproximación ha demostrado ser eficaz. Los protocolos han contribuido de forma clara a reducir variabilidad injustificada, mejorar la seguridad del paciente en procesos técnicos bien definidos y facilitar la formación de profesionales, especialmente en escenarios de baja incertidumbre clínica, alta repetitividad y relaciones causa-efecto relativamente estables. Ámbitos como la cirugía programada, la prevención de infecciones nosocomiales o el manejo inicial de procesos agudos se han beneficiado de manera indiscutible de la estandarización basada en evidencia.

El problema emerge cuando esta misma lógica se extrapola de forma acrítica a contextos donde la complejidad no es reducible mediante reglas adicionales. En esos casos, se produce una confusión frecuente entre **disponer de un protocolo** y **haber resuelto el problema organizativo**. La existencia de un documento no garantiza coordinación real. La coordinación no ocurre porque esté escrita, sino porque existen las condiciones materiales, temporales y relacionales para que esa coordinación pueda desplegarse en la práctica.

Desde la perspectiva de la organización del trabajo, la coordinación es un fenómeno emergente que requiere alineación de agendas, claridad de roles, canales de comunicación funcionales y márgenes de adaptación. Cuando estos elementos no están presentes, el protocolo se convierte en una expectativa normativa difícil de cumplir, más que en una herramienta de apoyo.

En Atención Primaria, este fenómeno se ve acentuado por un patrón característico: la **proliferación acumulativa de protocolos**. Rara vez un nuevo protocolo sustituye o simplifica a los existentes. Lo habitual es que se añada como una capa adicional sobre un ecosistema ya saturado de guías, recomendaciones, rutas asistenciales y procedimientos específicos. Cada uno de ellos puede estar bien fundamentado de forma individual, pero en conjunto compiten por los mismos recursos escasos: tiempo, atención cognitiva, capacidad organizativa y espacio en la agenda.

La literatura en gestión sanitaria describe este proceso como un incremento progresivo de la **carga normativa** del sistema. A medida que aumenta el número de reglas, aumenta también la distancia entre el trabajo prescrito y el trabajo real. Los profesionales se ven obligados a priorizar de manera implícita qué partes del sistema cumplen y cuáles adaptan o dejan en segundo plano, generando una brecha estructural entre lo que el sistema dice que debe hacerse y lo que realmente puede hacerse (Hollnagel, 2017).

Desde el punto de vista cognitivo, este exceso de estandarización sin depuración incrementa la carga mental y favorece la aparición de fatiga decisional. Lejos de facilitar la práctica clínica, la superposición de protocolos puede dificultar la identificación de qué es verdaderamente prioritario en una situación concreta. Todo aparece como igualmente importante, aunque no todo pueda hacerse al mismo tiempo.

Los enfoques basados en sistemas complejos advierten de este riesgo. Plsek y Greenhalgh ya señalaron que añadir reglas a sistemas complejos adaptativos puede generar efectos contrarios a los deseados, aumentando la rigidez y favoreciendo adaptaciones informales no previstas. Braithwaite y colaboradores han descrito cómo, en estos contextos, la estandarización excesiva desplaza el trabajo de coordinación hacia los márgenes del sistema, donde se realiza de forma invisible, no registrada y dependiente del compromiso individual.

En este escenario, el sistema asume implícitamente que **más estandarización equivale a mejor organización**, cuando en realidad puede estar generando mayor fricción. Si la estandarización no va acompañada de **capacidad real de ejecución**, de espacios para priorizar y de mecanismos para integrar intervenciones, el efecto neto es el aumento de la carga organizativa sobre los profesionales y la erosión progresiva de la coordinación efectiva.

Fatiga de protocolos e incumplimiento moral

La literatura en gestión sanitaria y seguridad del paciente ha descrito de forma creciente un fenómeno que va más allá del simple cansancio profesional: la **fatiga de protocolos**. No se trata de un rechazo al conocimiento científico ni a la estandarización per se, sino de una saturación progresiva producida por la acumulación de normas, guías y circuitos que **no pueden cumplirse de forma simultánea en el contexto real de trabajo**.

En muchos entornos asistenciales, especialmente en Atención Primaria, los profesionales no se enfrentan a un único protocolo, sino a decenas de ellos, frecuentemente superpuestos, parcialmente incoherentes entre sí y diseñados desde lógicas verticales. Cada protocolo, considerado de forma aislada, es razonable. El problema aparece cuando se espera que todos se apliquen de manera íntegra, sistemática y continua, sobre una agenda limitada y sin adaptación al contexto local.

Este exceso normativo genera una tensión estructural entre el **trabajo prescrito** y el **trabajo real**, un concepto ampliamente desarrollado en la ergonomía y en la teoría de sistemas socio-técnicos. El trabajo prescrito es el que aparece en los documentos, guías y procedimientos. El trabajo real es el que efectivamente se realiza para que el sistema siga funcionando. Cuanto mayor es la distancia entre ambos, mayor es la necesidad de adaptación informal por parte de los profesionales (Hollnagel, 2017).

> *Protocolizar no es coordinar. Cuando se acumulan guías sin capacidad real de ejecución, el sistema genera fatiga, incumplimiento moral y una coordinación aparente que no se traduce en trayectorias coherentes para la persona.*

En este contexto emerge lo que algunos autores han descrito como **incumplimiento moral**. El profesional conoce la evidencia, entiende el protocolo y comparte su objetivo clínico, pero **no dispone de las condiciones organizativas necesarias para cumplirlo**. No incumple por ignorancia ni por negligencia, sino porque el sistema le exige más de lo que puede materializar. Esta situación genera una disonancia ética sostenida: saber qué sería lo correcto y no poder hacerlo de forma sistemática.

Este tipo de disonancia es especialmente relevante en Atención Primaria, donde la complejidad no aparece como una excepción, sino como la norma. Los profesionales no atienden "casos prototipo", sino personas con múltiples problemas concurrentes, demandas simultáneas y trayectorias largas. Sin embargo, muchos protocolos siguen diseñándose bajo una lógica de **cumplimiento total**, como si cada situación clínica pudiera abordarse de forma aislada y con prioridad absoluta.

Desde esta lógica, todo es importante, todo es urgente y todo debe hacerse. Pero cuando todo es prioritario, **nada puede serlo realmente**. El sistema no ofrece marcos claros de priorización, sino listas crecientes de tareas ideales. La priorización acaba realizándose de manera implícita, individual y no compartida, lo que incrementa la variabilidad, la carga cognitiva y el riesgo de desgaste profesional.

Los enfoques basados en sistemas complejos adaptativos ayudan a entender por qué esta estrategia fracasa. En sistemas complejos, añadir capas de control, reglas y estandarización no garantiza mejores resultados. Al contrario, puede aumentar la rigidez, reducir la capacidad de adaptación y desplazar el trabajo crítico hacia zonas invisibles del sistema (Plsek & Greenhalgh, 2001). Braithwaite y colaboradores han mostrado cómo la estandarización excesiva en sistemas complejos sanitarios incrementa la necesidad de ajustes locales informales, que sostienen el funcionamiento diario pero rara vez se reconocen o se miden.

La paradoja es clara y recurrente: **cuanto más complejo es el problema que se intenta abordar, más detallado se vuelve el protocolo**, y cuanto más detallado es el protocolo, menos viable resulta su aplicación íntegra en condiciones reales. El resultado no es una mejora de la coordinación, sino una sobrecarga normativa que erosiona el sentido del trabajo y alimenta resistencias defensivas ante nuevas iniciativas organizativas.

Este fenómeno no debe interpretarse como resistencia al cambio ni como falta de profesionalidad. Es, más bien, una señal de que el sistema ha superado el umbral en el que la estandarización aporta valor y ha entrado en una fase en la que **necesita mecanismos de integración y priorización**, no más reglas acumulativas.

Implicaciones prácticas

Para la persona
La atención se vuelve inconsistente. Se aplican fragmentos de distintos protocolos sin una narrativa integradora. La persona percibe mensajes cambiantes, prioridades poco claras y recorridos que no siempre tienen sentido para su situación concreta.

Para el profesional
Se instala un desgaste ético silencioso. No es solo sobrecarga de trabajo, es la sensación de no poder hacer bien aquello que se sabe que sería correcto. Esta disonancia sostenida erosiona el sentido del trabajo y alimenta resistencias defensivas ante nuevas iniciativas organizativas.

Para el sistema
La acumulación de protocolos no resuelve la coordinación y puede incluso empeorarla. Se genera una ilusión de control basada en documentos, mientras la práctica real se sostiene gracias a adaptaciones informales, llamadas fuera de circuito y decisiones no registradas.

El sistema parece ordenado sobre el papel, pero funciona de manera desordenada en la práctica.

Si los protocolos no garantizan coordinación, surge una pregunta inevitable:

¿qué ocurre con uno de los valores más defendidos de la Atención Primaria, la longitudinalidad?

En el siguiente capítulo analizaremos una confusión frecuente que atraviesa muchos debates organizativos: **la falsa dicotomía entre longitudinalidad y coordinación**, y cómo esa confusión dificulta avanzar hacia modelos más coherentes.

Capítulo 5
La falsa dicotomía entre longitudinalidad y coordinación

En muchas conversaciones profesionales aparece una frase recurrente, formulada casi siempre con cansancio:
"Si no lo hago yo, no lo hace nadie."

La pronuncia habitualmente el médico o médica de familia cuando habla de pacientes complejos. Personas con múltiples problemas, visitas frecuentes, informes cruzados y decisiones que nadie parece integrar del todo. En ese contexto, la longitudinalidad se vive como una carga total: estar pendiente de todo, coordinarlo todo y resolverlo todo.

Con el paso del tiempo, esta vivencia genera una tensión silenciosa. Por un lado, el profesional sabe que la continuidad de la relación es uno de los mayores valores de la Atención Primaria. Por otro, percibe que asumir en solitario toda la complejidad no es sostenible.

Así se instala una dicotomía que parece inevitable: o longitudinalidad o coordinación. O me mantengo como referente y asumo el peso completo del caso, o delego y pierdo el hilo del paciente.

Esta oposición, tan extendida como poco cuestionada, no es clínica. Es organizativa.

Históricamente, la longitudinalidad ha sido uno de los pilares distintivos de la Atención Primaria, no como un ideal romántico, sino como un **mecanismo clínico y organizativo** con efectos medibles. La continuidad relacional, ver de forma sostenida al mismo profesional, se asocia de forma consistente con **mejores resultados** y con un uso más eficiente del sistema. La evidencia observacional sintetizada en revisiones sistemáticas muestra que una mayor continuidad con médicos se relaciona con **menor mortalidad** y mejores desenlaces poblacionales, un hallazgo que aparece de manera reiterada en distintos países y sistemas sanitarios (Gray et al., 2018; Engström, 2025). Además, estudios poblacionales han observado asociaciones con **menor uso de urgencias** y menor probabilidad de utilización reactiva de recursos cuando existe un médico de referencia y una relación continuada (Ionescu-Ittu et al., 2007). Conceptualmente, este valor se entiende mejor cuando se reconoce que la continuidad no es un constructo único, sino un conjunto de dimensiones que incluyen continuidad relacional, informacional y de gestión, lo que permite comprender por qué "ver al mismo profesional" funciona, no solo por vínculo, sino por coherencia en decisiones, información y planes a lo largo del tiempo (Haggerty et al., 2003; Saultz, 2003).

Sin embargo, en la práctica organizativa contemporánea, la longitudinalidad ha ido deformándose hasta confundirse con **autosuficiencia asistencial**. Se ha instalado una expectativa implícita, a menudo no declarada pero muy presente en la cultura profesional, según la cual el médico o médica de familia debe ser quien "absorba" toda la complejidad del caso para no "perder" al paciente. Es decir, se ha pasado de entender la longitudinalidad como **continuidad de responsabilidad** a vivirla como **acumulación de tareas**. Esta deriva es especialmente tóxica en contextos de multimorbilidad, fragilidad y problemas funcionales persistentes, porque desplaza la carga de integración hacia una única figura sin dotarla de condiciones estructurales de corresponsabilidad.

Las consecuencias son previsibles. A medida que la complejidad clínica y social aumenta, la longitudinalidad se convierte en una **carga acumulativa**: el profesional no solo sostiene la relación, sino que asume coordinación informal entre dispositivos, integración de informes, priorización clínica bajo incertidumbre y contención emocional, muchas veces fuera de agenda y sin reconocimiento explícito. La literatura sobre continuidad de atención ya advertía de esta trampa: medir la continuidad solo como patrón de visitas o concentración asistencial invisibiliza la realidad interpersonal y organizativa que la hace posible, y favorece lecturas simplistas que terminan responsabilizando al profesional de sostener aquello que es, en parte, una propiedad del sistema (Saultz, 2003). En este contexto, la longitudinalidad deja de ser un factor protector y puede convertirse en un vector de desgaste, incrementando el riesgo de agotamiento cuando la responsabilidad percibida es alta y el control real sobre los medios disponibles es bajo, un patrón coherente con los marcos contemporáneos de burnout en profesiones de alta demanda y alto compromiso (Maslach & Leiter, 2016).

El sistema refuerza esta dinámica al no ofrecer **estructuras intermedias de corresponsabilidad** que permitan compartir carga sin perder referencia. La coordinación se presenta como algo externo a la longitudinalidad, cuando en realidad debería funcionar como su infraestructura: la continuidad relacional aporta sentido y eficiencia, pero necesita continuidad informacional y continuidad de gestión para no convertirse en una promesa imposible (Haggerty et al., 2003). Cuando esas estructuras no existen, la única manera de mantener la coherencia es "hacerlo todo yo", y esa es exactamente la confusión que sostiene la falsa dicotomía entre longitudinalidad y coordinación.

Longitudinalidad como responsabilidad de la trayectoria

La literatura más sólida sobre Atención Primaria permite separar con claridad dos ideas que en la práctica se confunden con frecuencia: **continuidad** no es lo mismo que **monopolio del caso**, y longitudinalidad no equivale a "hacerlo todo yo". En los marcos clásicos, la continuidad se entiende como un constructo **multidimensional**, no como una propiedad de una única consulta. Haggerty y colaboradores propusieron una clasificación ampliamente aceptada que distingue, al menos, **continuidad relacional**, **continuidad informacional** y **continuidad de gestión**, subrayando que el valor clínico de la continuidad aparece cuando esas dimensiones se articulan de forma coherente a lo largo del tiempo (Haggerty et al., 2003). En el mismo sentido, Saultz revisó el concepto de continuidad interpersonal y la forma en que se ha medido, señalando que "continuidad" no puede reducirse a un patrón de visitas, sino que incluye una dimensión relacional que sostiene confianza y eficacia, pero que necesita soporte organizativo e informacional para no convertirse en una expectativa irreal (Saultz, 2003).

> *La longitudinalidad no consiste en hacerlo todo, sino en **mantener la responsabilidad sobre la trayectoria del paciente**. Confundir continuidad con autosuficiencia protege al sistema a corto plazo, pero quema a sus profesionales y fragiliza la atención a largo plazo.*

En ese marco, la longitudinalidad adquiere un significado más preciso: es, sobre todo, **la continuidad de la responsabilidad sobre la trayectoria**, es decir, la existencia de un referente que mantiene la visión de conjunto y asegura coherencia a lo largo del tiempo, incluso cuando intervienen múltiples profesionales y niveles. Esta idea se alinea con la perspectiva de Atención Primaria como "organizador" del sistema, una función central en los trabajos de Starfield sobre los atributos nucleares de la Atención Primaria y su papel en articular accesibilidad, continuidad e integralidad (Starfield, 1998). La clave no es que el profesional de referencia ejecute todas las intervenciones, sino que **preserve el hilo conductor**, garantizando que el plan global sea inteligible, priorizado y compatible con la vida del paciente. En la práctica, esto implica asumir la responsabilidad de la **dirección clínica** de la trayectoria, no de cada microtarea.

Cuando esta distinción no se explicita, aparece el efecto paradójico que se observa a diario: el médico o médica de familia se ve empujado a elegir entre dos opciones igualmente insatisfactorias. O bien **absorbe** la complejidad como autosuficiencia asistencial y se convierte en un "coordinador informal total", o bien **fragmenta** la atención delegando sin mecanismos robustos de continuidad de gestión, perdiendo el hilo del caso y, con ello, parte del valor diferencial de la Atención Primaria. Esta paradoja se agrava en escenarios de multimorbilidad, fragilidad o dolor persistente, donde el problema principal no es un diagnóstico aislado, sino la necesidad de priorizar y sostener una trayectoria coherente a través de múltiples contactos y decisiones.

El impacto de esta confusión es también predecible desde la evidencia sobre desgaste profesional. El burnout no se explica únicamente por volumen de trabajo, sino por una combinación de **exigencia sostenida**, **alta responsabilidad** y **sensación de bajo control** sobre los medios necesarios para realizar un trabajo de calidad, un patrón coherente con los modelos contemporáneos del síndrome y su relación con entornos organizativos (Maslach & Leiter, 2016). En Atención Primaria, esta dinámica se intensifica cuando la longitudinalidad se interpreta culturalmente como "tener que sostenerlo todo". La consecuencia no es solo agotamiento, sino pérdida progresiva de sentido clínico, decisiones defensivas y deterioro de la capacidad del sistema para aprender.

A esto se suma un elemento de seguridad y calidad: cuando la integración se deposita casi exclusivamente en nodos individuales altamente comprometidos, el sistema se vuelve **frágil**, porque su funcionamiento depende de márgenes humanos invisibles, llamadas fuera de circuito, revisiones adicionales y esfuerzos no registrados. La literatura de resiliencia en salud subraya precisamente esta brecha entre **trabajo prescrito** y **trabajo real**: lo que mantiene el sistema operativo no es el protocolo, sino las adaptaciones diarias de quienes sostienen la práctica, que pueden ser eficaces, pero también agotadoras y poco sostenibles cuando se cronifican (Hollnagel, 2017). En sistemas con alta presión asistencial, esta dependencia de "heroísmo estructural" puede perpetuar una continuidad aparente a costa de desgaste acumulativo.

En este punto, la discusión vuelve al núcleo del capítulo: **longitudinalidad y coordinación no compiten**, se necesitan. La longitudinalidad, entendida como responsabilidad sobre la trayectoria, requiere mecanismos que permitan **compartir carga sin perder referencia**. Cuando el sistema no ofrece formas explícitas de corresponsabilidad, la coordinación se convierte en una tarea clandestina y la longitudinalidad se convierte en un factor de riesgo. Y esa es la falsa dicotomía: se presenta como elección entre "ser referente" o "coordinar", cuando lo necesario es una arquitectura que permita seguir siendo referente sin verse obligado a asumir en solitario la complejidad.

Implicaciones prácticas

Para la persona
La continuidad aparente puede convertirse en discontinuidad real. El paciente tiene un referente, pero su trayectoria no siempre está integrada. Las decisiones se toman con información incompleta y el seguimiento se fragmenta en el tiempo.

Para el profesional
La longitudinalidad mal entendida conduce a la extenuación. El profesional siente que abandonar la coordinación es abandonar al paciente, pero sostenerla en solitario implica renunciar a límites saludables. Esta tensión erosiona la vocación y favorece el desgaste emocional.

Para el sistema
El sistema se apoya en héroes silenciosos en lugar de en estructuras robustas. La continuidad depende de personas concretas, no de mecanismos organizativos. Esto genera inequidad entre cupos, variabilidad no deseada y vulnerabilidad ante ausencias o cambios de profesionales.

Cuando la longitudinalidad se convierte en carga y la coordinación no está estructurada, el sistema entra en un modo defensivo. Las resistencias al cambio no surgen por falta de compromiso, sino como mecanismo de autoprotección frente a modelos que amenazan con añadir aún más peso sobre hombros ya sobrecargados.

En el siguiente capítulo abordaremos esta cuestión de frente: **la resistencia al cambio**, no como un problema actitudinal, sino como una respuesta racional de un sistema que se protege a sí mismo.

Capítulo 6

La resistencia al cambio: cuando el sistema se protege a sí mismo

Cada vez que se plantea un cambio organizativo en Atención Primaria, la escena se repite con una precisión casi ritual.

En una reunión de equipo alguien propone "hacer algo distinto". A veces es una idea pequeña, reorganizar una franja de agenda para pacientes complejos. A veces es más ambiciosa, coordinar mejor con un dispositivo hospitalario, crear un circuito compartido con enfermería y trabajo social, mejorar la continuidad informacional. La propuesta suele venir con buena intención y una urgencia legítima: el sistema no está dando respuesta a ciertas trayectorias.

La respuesta aparece rápido, no con confrontación, sino con memoria.

"Eso ya se intentó."
"Aquí eso no va a funcionar."
"No tenemos tiempo para más cosas."
"Al final siempre acabamos haciendo más con menos."

Nadie levanta la voz. Nadie se niega frontalmente. Pero la energía de la propuesta se diluye entre matices, cautelas y experiencias previas de frustración. Días después, todo sigue igual.

Desde fuera se interpreta como resistencia al cambio. Desde dentro se vive como autoprotección. Y la diferencia entre ambas lecturas importa, porque determina si el sistema aprende o solo se defiende.

La resistencia al cambio en Atención Primaria rara vez es un problema de actitud individual. Es, en gran medida, una respuesta adaptativa frente a un patrón histórico que los equipos han aprendido a reconocer: demasiadas transformaciones se han presentado como mejora, pero se han implantado como **transferencia de carga**.

Existe una secuencia repetida, conocida por cualquiera que haya vivido varias oleadas de reformas:

1. El cambio se anuncia con lenguaje de mejora, calidad y modernización.
2. Se introduce sin modificar la arquitectura de fondo, tiempos, agenda, interoperabilidad, capacidad de coordinación, recursos.
3. Se apoya en esfuerzo adicional de profesionales ya sobrecargados.
4. Se evalúa poco, tarde o con indicadores que no capturan el trabajo real.
5. Se cronifica, incluso cuando no funciona, porque desmontarlo implica reconocer que el diseño era inviable.

En ese contexto, el sistema aprende. Aprende que "cambiar" suele significar asumir más responsabilidad sin más capacidad real, más tareas sin más tiempo y más exposición a riesgos sin más control sobre el entorno. La resistencia no es irracional. Es una forma de memoria organizativa.

Además, muchos cambios se diseñan desde una lógica externa al trabajo real. Se dibujan sobre organigramas, no sobre flujos. Sobre funciones, no sobre tiempos. Sobre "lo que debería pasar", no sobre lo que ocurre cuando la agenda está llena, los dispositivos no sincronizan y las prioridades compiten minuto a minuto.

Esto produce un efecto conocido: el cambio no se integra en el sistema, queda como capa adicional. Y cuando se acumulan capas, el sistema se defiende haciendo lo único que sabe hacer para sobrevivir: conservar rutinas estables.

> *La resistencia al cambio no es una patología del profesional. Es una respuesta lógica de un sistema que ha aprendido que muchas reformas significan más carga, más riesgo y menos control, sin modificar la arquitectura que genera el problema.*

Desde la teoría de **sistemas complejos adaptativos**, la resistencia al cambio no se interpreta como un fallo. Se interpreta como un **mecanismo de conservación**. Los sistemas complejos tienden a proteger las configuraciones que les permiten mantener funcionamiento bajo presión, incluso si esas configuraciones no son óptimas (Plsek & Greenhalgh, 2001). No es una elección consciente. Es un patrón emergente: ante incertidumbre, se refuerza lo conocido.

En entornos asistenciales, esta dinámica se ve reforzada por tres elementos bien descritos:

Presión asistencial y reducción del margen de experimentación
Cuando el sistema opera cerca de su límite, cualquier innovación se percibe como riesgo. No porque sea mala, sino porque

requiere atención, aprendizaje y tiempo. Y esos recursos son precisamente los más escasos. En términos prácticos: un equipo puede estar de acuerdo con un cambio y, aun así, no tener capacidad para implementarlo (Braithwaite et al., 2018).

Brecha entre trabajo prescrito y trabajo real

La implementación de cambios suele apoyarse en el trabajo prescrito, lo que el protocolo dice que ocurrirá. Pero la sanidad real se sostiene gracias al trabajo adaptativo cotidiano, lo que los profesionales hacen para que el sistema funcione a pesar de sus límites. Hollnagel lo describe de forma clara en el enfoque Safety-II: la mayor parte del tiempo, el sistema funciona no porque siga reglas perfectas, sino porque las personas ajustan su desempeño a condiciones cambiantes (Hollnagel, 2017). Cuando una reforma ignora esta realidad, los profesionales anticipan que el coste lo pagarán ellos.

Amenaza identitaria y pérdida de control

Los cambios organizativos no solo modifican tareas; modifican sentido. Si un cambio se percibe como dilución de rol, pérdida de autonomía o transferencia de riesgos, la resistencia se intensifica. No por corporativismo, sino por autoprotección profesional. Esta dinámica conecta con lo discutido en el capítulo anterior: cuando la longitudinalidad se confunde con "hacerlo todo", cualquier propuesta que implique coordinación o redistribución puede vivirse como amenaza o como sobrecarga adicional, nunca como alivio.

La ciencia de la implementación ha sido consistente en un punto: la evidencia no basta. Los cambios fracasan cuando no encajan en el contexto operativo o cuando no modifican condiciones estructurales de trabajo, incluso aunque los profesionales compartan los objetivos (Damschroder et al., 2009; May, 2013). La resistencia, en este marco, es un indicador temprano de falta de ajuste entre el diseño del cambio y la realidad del sistema.

Visto así, la resistencia no es el problema central. Es un síntoma. Un sistema que resiste es un sistema que ha aprendido a desconfiar.

Implicaciones prácticas

Para la persona
La consecuencia es la cronificación de experiencias fragmentadas. El sistema reconoce las brechas, pero no logra cerrarlas. El paciente percibe que "todos lo ven", pero nadie puede ordenar la respuesta. Esto erosiona confianza y aumenta la sensación de abandono organizativo.

Para el profesional
La resistencia protege a corto plazo, pero desgasta a largo plazo. Se consolida el "esto es lo que hay". Disminuye la expectativa de mejora, aumenta el cinismo organizativo y se normaliza un modo defensivo de trabajo que dificulta cualquier innovación futura, incluso la bien planteada. La cultura de autoprotección no nace por comodidad, nace por supervivencia.

Para el sistema
Se genera un bucle de inmovilidad. Cada intento fallido refuerza el siguiente rechazo. El sistema se vuelve experto en absorber reformas sin transformarse. La innovación se convierte en retórica. El coste oculto es alto: pérdida de aprendizaje, fatiga organizativa y una brecha creciente entre discurso y práctica.

En la Parte I y II hemos descrito el problema desde distintos ángulos que convergen en el mismo punto:

- Un sistema organizado alrededor de agendas, no de trayectorias.
- Un paciente convertido en gestor involuntario, agravado por brechas de capacidad y brecha digital.
- Problemas complejos abordados con herramientas lineales.
- Protocolos que sustituyen coordinación por papel.
- Longitudinalidad confundida con autosuficiencia, generando extenuación.
- Y una cultura de autoprotección que emerge cuando los cambios no alteran la arquitectura de fondo.

Con este diagnóstico completo, estamos en condiciones de dar el siguiente paso.

La Parte III introduce una propuesta organizativa que no pretende moralizar al sistema ni exigir heroísmo. Pretende algo más sobrio: ofrecer un mecanismo explícito, temporal y compartido para que el sistema pueda reorganizarse alrededor de la persona sin destruir a quienes lo sostienen.

Referencias Parte II

Braithwaite, J., Churruca, K., Ellis, L. A., Long, J. C., Clay-Williams, R., Damen, N., … Iedema, R. (2018). Complexity science in healthcare: A critical review. *BMJ Open, 8*, e018036. https://doi.org/10.1136/bmjopen-2017-018036

Braithwaite, J., Churruca, K., Long, J. C., Ellis, L. A., & Herkes, J. (2018). When complexity science meets implementation science: A theoretical and empirical analysis of systems change. *BMC Medicine, 16*, 63. https://doi.org/10.1186/s12916-018-1057-z

Damschroder, L. J., Aron, D. C., Keith, R. E., Kirsh, S. R., Alexander, J. A., & Lowery, J. C. (2009). Fostering implementation of health services research findings into practice: A consolidated framework for advancing implementation science. *Implementation Science, 4*, 50. https://doi.org/10.1186/1748-5908-4-50

Haggerty, J. L., Reid, R. J., Freeman, G. K., Starfield, B. H., Adair, C. E., & McKendry, R. (2003). Continuity of care: A multidisciplinary review. *BMJ, 327*(7425), 1219–1221. https://doi.org/10.1136/bmj.327.7425.1219

Hollnagel, E. (2017). *Safety-II in practice: Developing the resilience potentials*. Routledge.

Maslach, C., & Leiter, M. P. (2016). Understanding the burnout experience: Recent research and its implications for psychiatry. *World Psychiatry, 15*(2), 103–111. https://doi.org/10.1002/wps.20311

May, C. (2013). Towards a general theory of implementation. *Implementation Science, 8*, 18. https://doi.org/10.1186/1748-5908-8-18

Plsek, P. E., & Greenhalgh, T. (2001). The challenge of complexity in health care. *BMJ, 323*(7313), 625–628. https://doi.org/10.1136/bmj.323.7313.625

Saultz, J. W. (2003). Defining and measuring interpersonal continuity of care. *Annals of Family Medicine, 1*(3), 134–143. https://doi.org/10.1370/afm.23

Stange, K. C. (2011). The problem of fragmentation and the need for integrative solutions. *Annals of Family Medicine, 9*(2), 100–103. https://doi.org/10.1370/afm.1225

Starfield, B. (1998). *Primary care: Balancing health needs, services, and technology*. Oxford University Press.

Sturmberg, J. P., & Martin, C. M. (2013). Complexity and health—Yesterday's traditions, tomorrow's future. *Journal of Evaluation in Clinical Practice, 19*(2), 195–200. https://doi.org/10.1111/j.1365-2753.2012.01870.x

Wears, R. L., & Hollnagel, E. (2015). *Resilient health care, Volume 2: The resilience of everyday clinical work.* Ashgate.

PARTE III
GAP:
UNA PROPUESTA ORGANIZATIVA

Capítulo 7.

Qué son los GAP y qué no son

En muchos centros de Atención Primaria ocurre algo tan habitual que ha dejado de llamar la atención. Cuando una persona presenta un problema que desborda lo habitual, no necesariamente por gravedad clínica aislada, sino por acumulación de factores, dolor persistente, impacto funcional o fragilidad social, el sistema empieza a comportarse de otra manera.

Las agendas se fuerzan. Aparecen llamadas informales entre profesionales. Se adelantan citas. Se cuelan valoraciones "cuando haya un hueco". Durante un tiempo, corto pero intenso, el sistema parece reorganizarse alrededor de esa persona concreta.

No porque exista una estructura diseñada para ello, sino porque alguien decide asumir el coste.

Ese esfuerzo no figura en ningún circuito formal. No se registra como actividad específica. No aparece en los indicadores. Sin embargo, es perfectamente reconocible para quien lo vive desde dentro. Y cuando el caso se estabiliza, o cuando el desgaste se vuelve excesivo, el sistema vuelve progresivamente a su forma habitual, agendas separadas, dispositivos desconectados, tiempos que ya no coinciden.

Lo relevante no es que esto ocurra. Lo relevante es que ocurre de forma sistemática, predecible y transversal. Como si el propio sistema supiera que, ante cierta complejidad, necesita reorganizarse alrededor de la persona, pero no dispusiera de un mecanismo legítimo, explícito y compartido para hacerlo.

Ese espacio entre lo que el sistema hace de manera informal y lo que podría hacer de manera organizada es el lugar donde aparecen los GAP.

La Atención Primaria no falla por falta de compromiso profesional ni por ausencia de conocimiento clínico. Tampoco falla, al menos no de forma exclusiva, por escasez absoluta de recursos. El problema es más sutil y, por ello, más persistente.

La estructura organizativa estándar está diseñada para gestionar flujos previsibles, episodios relativamente acotados y agendas estables. Esta arquitectura funciona razonablemente bien para una gran parte de la demanda cotidiana. El problema emerge cuando esa misma estructura se enfrenta a situaciones que no encajan en un único dispositivo, ni en una sola agenda, ni en un tiempo asistencial lineal.

En ausencia de un mecanismo formal de reorganización, el sistema traslada la carga de adaptación a las personas. Profesionales que coordinan fuera de agenda. Pacientes que enlazan citas, mensajes y profesionales. Familias que actúan como nodos de información. No se trata de desviaciones individuales, sino de respuestas adaptativas a un diseño que no contempla explícitamente la complejidad.

Aquí aparece el salto propio de un capítulo de modelo. El problema ya está descrito en las Partes I y II. Lo que falta es un mecanismo organizativo que permita hacer explícito, legítimo y acotado lo que hoy se hace de forma informal, desigual y costosa.

Los GAP se formulan para cubrir ese vacío.

Atención Primaria como sistema complejo adaptativo

Durante décadas, la organización sanitaria se ha construido, en gran medida, desde una lógica implícita de sistemas lineales. Se asume que a un problema corresponde una causa principal, que a una intervención le sigue un efecto relativamente predecible, y que mejorar el sistema consiste en optimizar cada una de sus partes por separado. Esta lógica ha sido extremadamente útil para procesos agudos, bien definidos y de baja variabilidad. Sin embargo, cuando se aplica a contextos con alta interdependencia e incertidumbre, se vuelve insuficiente (Plsek & Greenhalgh, 2001; Wilson et al., 2001).

La Atención Primaria, especialmente cuando atiende personas con dolor persistente, multimorbilidad, fragilidad o problemas funcionales complejos, se comporta mucho más como un sistema complejo adaptativo que como una cadena de producción sanitaria. En estos sistemas, el comportamiento global no se explica por la suma de las partes, sino por las interacciones entre ellas y por fenómenos emergentes que no han sido diseñados explícitamente (Plsek & Greenhalgh, 2001).

En un sistema complejo:

- No existe una relación directa y proporcional entre intervención y resultado.
- Pequeños cambios pueden tener efectos desproporcionados, y grandes cambios efectos mínimos.
- El sistema se adapta continuamente, a veces de forma creativa, a veces de forma defensiva.

- Aparecen fenómenos emergentes que se estabilizan en la práctica diaria sin "propietario" organizativo (Wilson et al., 2001).

1. De la complejidad clínica a la complejidad organizativa

La literatura en gestión sanitaria y mejora de calidad describe de forma consistente que los problemas complejos no se resuelven añadiendo capas lineales de control sobre estructuras rígidas. Con frecuencia sucede lo contrario: la proliferación de circuitos y microprocesos puede incrementar la carga de coordinación y desplazar trabajo hacia los profesionales sin que ello se refleje en indicadores formales (Braithwaite, 2018; Churruca et al., 2019).

En Atención Primaria esto se traduce en una paradoja: cuanto más complejo es el problema de una persona, más se intenta fragmentar su recorrido asistencial. Sin embargo, la persona no vive su problema fragmentado. Vive una trayectoria. Esta tensión está en el núcleo de lo que se ha descrito como la paradoja de la Atención Primaria, donde el valor emerge de actividades difíciles de medir, de relaciones longitudinales y de integración contextual, y no únicamente de la "calidad" de actos aislados (Stange & Ferrer, 2009).

Desde esta lectura, la atención centrada en la persona deja de ser solo un principio ético y se convierte en una exigencia estructural. Sin mecanismos organizativos que permitan operar alrededor de trayectorias complejas, el discurso queda desconectado de la práctica.

2. Adaptación informal como mecanismo de supervivencia

Cuando un sistema complejo no dispone de mecanismos formales de adaptación, los genera de manera informal. En Atención Primaria esto es fácilmente reconocible: ajustes de agenda, priorizaciones fuera de circuito, coordinación no registrada. Estas adaptaciones sostienen el funcionamiento global, pero desplazan costes hacia los nodos más flexibles del sistema, profesionales y pacientes, y generan variabilidad injusta, algunos casos "encuentran" coordinación, otros no (Miller et al., 1998).

Este fenómeno se alinea con el principio conocido como trade-off entre eficiencia y exhaustividad, la tensión estructural entre mantener el flujo y asegurar la completitud. Bajo presión de demanda, los sistemas tienden a sacrificar exhaustividad para sostener eficiencia, y esa normalización permite que "la mayoría de las veces salga bien", a costa de aumentar fragilidad en escenarios complejos (Hollnagel, 2009).

La adaptación informal es, simultáneamente, señal de vitalidad y de agotamiento potencial. Funciona mientras hay margen y capital profesional. Cuando se agota, aparecen desgaste, resistencia al cambio y pérdida de sentido.

Definición formal de GAP

Con este marco, la definición de GAP no puede ser ambigua.

Un GAP es una modalidad funcional temporal que reconfigura, durante una ventana limitada, la interacción entre dispositivos, agendas y profesionales para que la atención se organice alrededor de una persona concreta y su situación compleja, y no alrededor de la estructura estándar del sistema.

Esa definición incluye cuatro rasgos esenciales:

1. **Temporalidad**, se activa y se desactiva.
2. **Reconfiguración**, no crea una estructura paralela, reorganiza lo existente.
3. **Foco en la persona**, se diseña desde la trayectoria, no desde el episodio.
4. **Legitimidad organizativa**, convierte coordinación informal en coordinación explícita.

Este matiz, modalidad funcional temporal, es decisivo para proteger el modelo de su error de implementación más frecuente, convertirlo en una "unidad" más. Un GAP no es una puerta nueva, es un modo de funcionamiento acotado que modifica cómo se sincroniza lo que ya existe.

Acción crítica: comparación con modelos afines para evitar confusión

Antes de describir cómo se activa y opera un GAP, conviene situarlo frente a modelos que, por similitud superficial, suelen confundirse en la conversación organizativa. La comparación no busca competir, sino evitar errores de diseño. Si el GAP se implementa como si fuera "gestión de casos", una "virtual ward" o un "equipo domiciliario", deja de ser un GAP.

Elemento	GAP (modelo propuesto)	Gestión de casos	Virtual Wards (Hospital at Home)	ESAD (Equipo de Soporte de Atención Domiciliaria)
Qué es	Modalidad funcional temporal de reorganización de agendas y dispositivos alrededor de una persona	Proceso profesional de coordinación longitudinal	Servicio clínico agudo que proporciona atención "tipo hospital" en el domicilio	Equipo de soporte domiciliario, habitualmente orientado a paliativos o alta complejidad
Finalidad	Reducir fragmentación y trabajo invisible mediante sincronización temporal y roles explícitos	Integración, continuidad y navegación del sistema	Evitar ingreso o acortar estancia hospitalaria, con marco operativo propio	Soporte especializado a domicilio y coordinación con equipos de AP
Temporalidad	Alta y constitutiva, ventana limitada	Media-alta, típicamente longitudinal	Alta, episodio agudo limitado	Variable, por episodio o programa
Centro de gravedad	Configuración organizativa, agendas, interacción entre dispositivos	Caso y trayectoria, guiado por coordinación	Nivel de cuidados hospitalarios trasladado al hogar	Domicilio como lugar de provisión, con equipo soporte
Tecnología	No definitoria	No definitoria	Habitualmente central, telemonitorización y circuitos de respuesta	Variable, no definitoria
Riesgo típico	Convertirlo en unidad o etiqueta sin reconfigurar agendas	Reducir GAP a un coordinador sin tocar fricciones estructurales	Pretender que GAP haga hospital en casa	Identificar GAP con domiciliaria o paliativos, perdiendo generalidad organizativa

Fuente: Elaboración propia

Las **Virtual Wards** se describen en el NHS como un dispositivo para que pacientes puedan recibir atención aguda de forma segura en su lugar habitual de residencia, con un marco de implementación y consistencia operativa propio (NHS England, 2024).

La **gestión de casos** se define como un proceso dinámico y colaborativo que evalúa, planifica, implementa, coordina, monitoriza y evalúa para mejorar resultados, experiencia y valor, típicamente con orientación longitudinal (Commission for Case Manager Certification, 2025; CCMC, s. f.; CMSA, 2022).

El **ESAD** se describe en distintos servicios autonómicos como equipo de soporte para la atención domiciliaria, con especial foco en pacientes en fase avanzada o terminal y con complejidad intermedia-alta, en coordinación con Atención Primaria (Gobierno de Aragón, s. f.; INGESA, 1998).

5.2. Consecuencia directa: por qué insistir en "modalidad funcional" y no "unidad"

La tabla conduce a una conclusión operativa: el GAP no debe diseñarse como un recurso orgánico permanente, ni como un dispositivo asistencial nuevo. Si se institucionaliza como "unidad", tenderá a generar criterios rígidos de entrada y salida, producir demanda inducida, competir por agenda en lugar de reorganizarla y consolidarse como otro silo, precisamente lo que pretende corregir.

El GAP, entendido como modalidad funcional temporal, evita esa deriva: intensifica, sincroniza, aprende y se desactiva sin "cicatrizar" la organización.

Los GAP como mecanismo de adaptación estructurada

El modelo GAP se apoya explícitamente en esta lectura de complejidad. No pretende eliminar la complejidad, pretende organizarse para convivir con ella. En lugar de añadir estructuras permanentes, introduce un mecanismo de reorganización temporal, acotado y explícito.

Esto es coherente con el enfoque de la ciencia de la complejidad aplicada a sistemas sanitarios, donde los mecanismos flexibles y reversibles suelen ser más robustos que diseños rígidos basados en control lineal, porque permiten ajustar configuración sin romper el sistema ni sobrecargarlo de burocracia (Plsek & Greenhalgh, 2001; Braithwaite, 2018).

La temporalidad no es un detalle operativo. Es una herramienta organizativa clave. Lo permanente tiende a rigidizar. Lo temporal permite intensificar, sincronizar, aprender y desactivar sin dejar estructuras residuales que luego exigen ser sostenidas.

Implicaciones prácticas

Cuando no existe un mecanismo como el GAP, las consecuencias son conocidas aunque rara vez visibles en los indicadores.

Para la persona, visitas repetidas, mensajes contradictorios, sensación de no ser comprendida como un todo y desgaste por navegación del sistema. Para el profesional, trabajo invisible, coordinación fuera de agenda, conflicto ético y mayor exposición al desgaste cuando la demanda excede la arquitectura disponible. Para el sistema, ineficiencia silenciosa, saturación de agendas y listas de espera que no reflejan el esfuerzo real, porque parte del trabajo ocurre fuera del circuito formal.

En cambio, cuando el sistema dispone de un mecanismo explícito para reorganizarse de manera temporal alrededor de una persona, la coordinación deja de depender del heroísmo individual. No se elimina la complejidad, pero se evita que la complejidad se traduzca automáticamente en fragmentación y carga informal.

Este capítulo no pretende aún describir cómo se activa un GAP ni cómo opera en la práctica. Solo deja establecido que, desde el punto de vista del diseño organizativo, existe un tipo de herramienta específicamente orientada a ese vacío: mecanismos temporales de reorganización.

Ideas clave

Los GAP no son una innovación asistencial ni un nuevo dispositivo. Son un mecanismo organizativo temporal, una modalidad funcional, para hacer explícito, legítimo y compartido lo que hoy el sistema ya hace de forma informal cuando la complejidad supera a las agendas.

Definir qué son los GAP obliga también a reconocer el vacío que vienen a ocupar. El término "gap" no es casual. No solo nombra un mecanismo, nombra una brecha. Entre el discurso y la estructura, entre la persona y la organización, entre la necesidad clínica y la respuesta del sistema.

En el siguiente capítulo exploraremos ese doble sentido, el GAP como hueco organizativo y como respuesta para cerrarlo sin romper la estructura existente.

Qué NO es este modelo

Para evitar malentendidos, es necesario aclarar qué no son los GAP.

Los GAP no sustituyen a los dispositivos existentes. No reemplazan consultas ni competencias profesionales. Operan reorganizando la interacción entre recursos ya disponibles durante un tiempo limitado.

Los GAP no crean jerarquías nuevas. No introducen figuras de control ni redistribuyen poder profesional. Funcionan desde la corresponsabilidad y la claridad de roles ya existentes.

Los GAP no cronifican la intervención. Su esencia es la temporalidad. Convertirlos en estructuras permanentes sería traicionar su razón de ser.

Los GAP no son una solución mágica. Son una herramienta organizativa que solo tiene sentido dentro de un sistema dispuesto a revisar su arquitectura operativa. Si se implementan como burocracia adicional o como etiqueta sin cambios reales, producirán frustración, no mejora.

Capítulo 8.

El doble sentido de GAP: cerrar la brecha equilibrando carga y capacidad

Durante años, el lenguaje sanitario ha repetido una idea con una insistencia casi ritual: "poner a la persona en el centro". Aparece en planes estratégicos, discursos institucionales, memorias de gestión y documentos marco. Nadie discute su valor. Nadie se opone a ella.

Y, sin embargo, en la práctica cotidiana, muchas personas siguen viviendo el sistema como un conjunto de puertas que no siempre comunican entre sí. El profesional habla de continuidad, el gestor habla de eficiencia, el paciente habla de cansancio. Entre esas tres narrativas aparece un espacio difícil de nombrar. No es falta de voluntad, ni de conocimiento, ni siquiera de recursos en sentido estricto. Es una brecha organizativa.

Este capítulo propone una manera operativa de entender esa brecha: como un desequilibrio entre **carga** y **capacidad**. Y sitúa al **GAP** como el mecanismo que permite, de forma explícita y temporal, **cerrar esa brecha** ajustando la balanza.

1. "Cerrar la brecha" no es un eslogan, es un problema de diseño

El término *gap* se usa para señalar una distancia entre dos puntos que no llegan a tocarse. En sanidad, esa distancia se hace especialmente visible entre el discurso de atención centrada en la persona y la arquitectura real del sistema. El sistema declara querer organizarse alrededor de la persona, pero opera alrededor de agendas, dispositivos y flujos parciales.

Cuando esto ocurre, el discurso avanza más rápido que la estructura. Y cuando el discurso corre por delante de lo que la organización permite hacer, el discurso se desgasta. Lo que se agota no es la idea, se agota la credibilidad operativa de la idea.

Aquí es útil cambiar el foco, del "centrar la persona" como principio moral, al "centrar la persona" como **problema de ingeniería organizativa**. Si el sistema pide a la persona que sostenga la coordinación con su tiempo, su energía y su capacidad de navegar el circuito, entonces el centro real del sistema no es la persona, es la estructura.

2. La metáfora clave: la brecha entre carga y capacidad

El **Modelo de Complejidad Acumulada** de Shippee y colaboradores ofrece un marco funcional y centrado en el paciente para comprender por qué algunas trayectorias se vuelven inviables, incluso cuando la oferta sanitaria "existe" (Shippee et al., 2012). Su idea central es simple y poderosa:

- **Carga (workload):** el trabajo que la persona debe realizar para vivir con su problema y con los tratamientos, incluyendo gestionar citas, pruebas, medicación, autocuidados, trámites, desplazamientos, y también sostener la vida cotidiana, trabajo, familia, cuidados.
- **Capacidad (capacity):** los recursos disponibles para responder a esa carga, incluyendo función física, energía, habilidades, alfabetización en salud, soporte social,

estabilidad económica, tiempo disponible, y el entorno material y comunitario.

La complejidad aparece cuando la carga supera a la capacidad. Y cuando ese desequilibrio se mantiene, la trayectoria clínica deja de ser una secuencia de decisiones racionales para convertirse en una **experiencia de saturación**. En ese punto, lo que se interpreta como "falta de adherencia", "no seguimiento" o "uso inadecuado" suele ser, en realidad, **un fallo de ajuste** entre lo que el sistema demanda y lo que la persona puede sostener (Shippee et al., 2012; May et al., 2009).

Esta lectura conecta con el concepto de **carga del tratamiento (treatment burden)**, definido como el trabajo que impone el cuidado sanitario y su impacto sobre el funcionamiento y el bienestar (Eton et al., 2012; Eton et al., 2015). Además, la carga no solo proviene de tareas explícitas, también de **deficiencias del cuidado**, como fragmentación, discontinuidad, contradicciones o fallos de coordinación, que obligan a la persona a "tapar agujeros" (Gallacher et al., 2018).

La brecha, por tanto, no es una idea abstracta. Es la distancia entre lo que pedimos y lo que la vida permite.

3. El "GAP" como hueco organizativo: donde hoy se paga el coste

Desde el punto de vista conceptual, el primer sentido de GAP es literal: designa un espacio organizativo que no está formalmente cubierto.

Los sistemas sanitarios suelen disponer de dispositivos asistenciales definidos, carteras de servicios codificadas, y protocolos para procesos relativamente estables. Lo que no suelen tener es un **mecanismo explícito** para reorganizar, de manera temporal y proporcional, esos elementos cuando la trayectoria de una persona no encaja en la estructura estándar.

¿Qué ocurre entonces? Que el sistema se adapta, pero lo hace de forma informal. Y esa adaptación suele consistir en trasladar el trabajo de integración hacia los nodos más flexibles:

- La persona, que se convierte en coordinador de su propio circuito.
- La familia, que actúa como memoria y mensajero clínico.
- Los profesionales, que coordinan fuera de agenda, con trabajo invisible y deuda moral acumulada.

Este patrón no es un fallo moral del sistema. Es un comportamiento esperable cuando no existe una pieza intermedia que traduzca la complejidad en organización. El GAP, como hueco, nombra exactamente ese espacio.

4. El "GAP" como respuesta: equilibrar la balanza sin crear otra estructura permanente

El segundo sentido de GAP no es descriptivo, es propositivo. No se limita a señalar la brecha, propone una forma concreta de cerrarla.

Aquí conviene fijar una idea que será vertebral en el resto del libro: **un GAP no es una unidad orgánica**. Es una **modalidad funcional temporal** que reconfigura cómo interactúan agendas, dispositivos y profesionales durante una ventana limitada para que la atención se organice alrededor de la trayectoria de una persona concreta.

Si el problema de fondo es el desequilibrio carga-capacidad, el GAP actúa como mecanismo de equilibrio por dos vías complementarias:

1) Reduce carga innecesaria, especialmente la carga "organizativa".
Cuando el sistema está fragmentado, la carga no es solo clínica, es logística. Un GAP reduce esa carga al sincronizar tiempos y decisiones, minimizar duplicidades y evitar peregrinaje. En términos de carga del tratamiento, esto es atacar el volumen y la fricción del trabajo que impone el sistema (Eton et al., 2015; Mair & May, 2014).

2) Incrementa capacidad efectiva, porque hace que la red funcione como red.
La capacidad no es solo un atributo individual. También depende de que el entorno ofrezca soporte real. Un GAP aumenta capacidad cuando la persona recibe un plan coherente, mensajes no contradictorios, un hilo conductor y un acceso temporalmente intensificado a decisiones relevantes. Esto es coherente con el marco de la **medicina mínimamente disruptiva**, que busca ajustar el cuidado a la vida y a los objetivos del paciente, minimizando la carga y protegiendo la capacidad (May et al., 2009; Abu Dabrh et al., 2015; Leppin et al., 2015).

El objetivo no es "hacer más", sino **hacer encajar**. Cerrar la brecha no significa aumentar actividad, significa reducir desajustes.

5. Poner a la persona en el centro significa rediseñar el trabajo, no reformular valores

Cuando se entiende el GAP como "closing the gap", cambia el significado de "centrar a la persona". Ya no es solo una afirmación ética, es un criterio de diseño:

- Integrar decisiones clínicas dispersas en una trayectoria comprensible.
- Sincronizar tiempos asistenciales para evitar que la coordinación se convierta en trabajo del paciente.
- Reducir visitas innecesarias, pruebas duplicadas y reconsultas por falta de coherencia.
- Producir un relato clínico único, compartido y operativo.

Esto se alinea con una tensión clásica en Atención Primaria: gran parte de su valor emerge de actividades relacionales y longitudinales, difíciles de medir, y que se degradan cuando la organización obliga a fragmentar lo que es, por naturaleza, integrado (Stange & Ferrer, 2009). En ese marco, el GAP no compite con la Atención Primaria, la protege, porque evita que la complejidad se convierta automáticamente en carga informal.

6. Implicaciones prácticas: una brecha cerrada cambia tres experiencias a la vez

Cuando el GAP se entiende como mecanismo de equilibrio carga-capacidad, se clarifican varias consecuencias.

Para la persona: el sistema reconoce explícitamente que hay momentos en los que debe reorganizarse alrededor de su situación, en lugar de pedirle que ella se adapte a las discontinuidades. La experiencia cambia de "gestionar un circuito" a "seguir una trayectoria".

Para el profesional: la coordinación deja de depender del heroísmo individual y del trabajo invisible. Lo que hoy se hace "porque no queda otra" se convierte en un modo de funcionamiento legitimado, acotado y evaluable.

Para el sistema: se pasa de una coherencia declarativa a una coherencia operativa. No se promete integración total siempre, pero sí un mecanismo claro cuando el desequilibrio carga-capacidad amenaza con romper el cuidado, aumentar ineficiencias y consumir capacidad profesional.

Ideas clave

El GAP nombra una brecha, pero sobre todo nombra una forma de cerrarla: **equilibrar carga y capacidad mediante una reorganización temporal de los recursos existentes**, de modo que el sistema deje de delegar la coordinación en la persona y pase a asumirla como función organizativa explícita (Shippee et al., 2012; May et al., 2009; Eton et al., 2015).

Si el GAP es un mecanismo temporal de equilibrio, la siguiente pregunta es inevitable: ¿por qué la temporalidad es tan importante? ¿Qué se gana, y qué se evita, cuando el sistema puede intensificar y desactivar sin rigidizarse?

El próximo capítulo abordará la temporalidad como herramienta clínica y organizativa, una de las claves menos intuitivas y más potentes del modelo GAP.

Capítulo 9.

La temporalidad como herramienta clínica y organizativa: la ventana de oportunidad

Cuando un problema se prolonga en el tiempo, la respuesta más intuitiva del sistema suele ser crear algo permanente. Una unidad específica. Un circuito estable. Un recurso dedicado. La lógica parece incuestionable: si el problema no desaparece, la estructura tampoco debería hacerlo.

Sin embargo, en Atención Primaria, muchos de los momentos de mayor complejidad no son permanentes, aunque las condiciones de base lo sean. Hay fases. Picos. Periodos críticos. Ventanas en las que todo se descompensa y otras en las que el sistema puede volver a su funcionamiento habitual.

Lo que desborda al sistema no es tanto la cronicidad como la **intensidad mal distribuida en el tiempo**.

En la práctica diaria esto se reconoce de forma intuitiva. Cuando un caso "explota", el sistema se moviliza. Se concentran esfuerzos durante unas semanas. Se adelantan citas. Se coordinan decisiones. Y, cuando la situación se estabiliza, esa movilización se disuelve.

La pregunta no es si esto ocurre. La pregunta es por qué no lo hacemos de forma explícita, organizada y evaluable.

1. El tiempo no es un contenedor neutro en sistemas complejos

En sistemas complejos adaptativos, el tiempo no es un elemento accesorio. La organización no se mantiene "igual de intensa" todo el tiempo, alterna fases de exploración, coordinación, ajuste y estabilización. Lo que define su resiliencia no es la continuidad homogénea, sino la capacidad de **reconfigurar su respuesta según el contexto**.

En sanidad, esto se observa con claridad: la demanda, el riesgo y la incertidumbre no se distribuyen de forma uniforme. Hay etapas en las que el coste de no coordinar es bajo, y otras en las que es alto. Pretender que el sistema responda siempre con la misma configuración, y con la misma densidad de coordinación, es una receta para dos fallos opuestos: o bien sobreactuamos con burocracia cuando no hace falta, o bien llegamos tarde cuando ya se ha producido el daño.

A esto se suma una tensión estructural conocida en seguridad y rendimiento organizativo: el trade-off entre eficiencia y exhaustividad. Bajo presión, los sistemas tienden a favorecer el flujo y "suficiente" coordinación la mayor parte del tiempo, pero esa misma adaptación que permite que casi todo funcione, es la que marca el límite cuando aparece un caso que exige exhaustividad real (Hollnagel, 2009).

La temporalidad, por tanto, no es una concesión. Es una variable de diseño.

2. Ventana de oportunidad: intensificar cuando todavía cambia el curso

En clínica, el concepto de ventana no es nuevo. Se habla de ventanas terapéuticas, de periodos críticos de recuperación, de momentos clave para prevenir cronificación o complicaciones. Lo que ocurre con frecuencia es que este razonamiento no se traslada al plano organizativo, como si la organización tuviera que operar siempre en "modo estándar".

En este libro proponemos una traducción explícita: **la ventana de oportunidad** es un periodo limitado en el que una intervención organizativa intensiva tiene un rendimiento desproporcionado, porque reduce incertidumbre, previene cascadas de reconsulta y evita que el caso derive hacia trayectorias de alto consumo y baja coherencia.

Dicho de manera directa, hay momentos en los que el sistema puede, con un esfuerzo concentrado, cambiar el curso de los acontecimientos. Si se deja pasar esa ventana, el sistema suele compensar con dispersión crónica: más citas, más derivaciones, más contactos inconexos, y más carga para la persona y para los profesionales.

La literatura sobre transiciones de cuidados lo ejemplifica bien. El alta hospitalaria, por sí misma, no es solo un evento administrativo, es un punto de vulnerabilidad clínica y organizativa. Los ensayos y modelos de "transitional care" han mostrado que intervenciones estructuradas alrededor del alta, con seguimiento y coordinación explícita, pueden reducir reingresos y mejorar resultados, precisamente porque actúan en un momento de alto riesgo y alta maleabilidad del plan (Coleman et al., 2006; Naylor et al., 2004).

La ventana de oportunidad no es solo "un buen momento", es una oportunidad para evitar un coste futuro mayor.

3. Cuándo aparece una ventana de oportunidad en Atención Primaria

No todas las situaciones justifican activar un mecanismo de reorganización. La ventana de oportunidad se reconoce cuando concurren dos condiciones: alta complejidad dinámica y alta ganancia potencial de coordinación temprana.

En términos operativos, suele aparecer en tres grandes tipos de escenarios, que el sistema ya reconoce de forma informal:

1. **Crisis o descompensación**, clínica, funcional o social
   Una agudización sobre un fondo crónico, una caída, un pico de dolor con pérdida funcional, una crisis familiar, un empeoramiento psicosocial. Lo relevante aquí es el riesgo de deriva hacia una trayectoria de visitas repetidas y mensajes contradictorios.
2. **Alta hospitalaria y transición entre niveles**
   No por el hospital en sí, sino por el cambio de entorno, de responsables y de narrativas clínicas. Es un punto donde el plan se fragmenta con facilidad y donde la persona puede quedar con trabajo asistencial "en la mano" sin capacidad suficiente. Los modelos de transición ponen el foco en herramientas y roles que incrementan la continuidad y la preparación del paciente, lo que señala el valor específico del momento (Coleman et al., 2006).
3. **Debut de enfermedad o cambio de diagnóstico con impacto vital**
   Un diagnóstico nuevo, o una reconceptualización relevante, abre una ventana para orientar expectativas,

alinear objetivos y construir un plan realista, antes de
que se consoliden patrones de consulta repetida o evita-
ción. En términos de carga y capacidad, es un momento
en el que una decisión organizativa puede prevenir un
desequilibrio duradero (Shippee et al., 2012).

Estos tres escenarios comparten un rasgo: si el sistema no intensifica coordinación en ese periodo, suele intensificar actividad dispersa después.

4. El GAP como activador de una ventana, y como mecanismo de cierre

Llegados a este punto, conviene recordar la definición del modelo: un GAP es una modalidad funcional temporal de reorganización de agendas y dispositivos alrededor de una persona
concreta, durante una ventana limitada, para que el sistema
opere por trayectoria y no por episodios.

Esto implica dos tareas tan importantes como simétricas: **activar** y **cerrar**.

4.1. Activar: intensificar con propósito, no "hacer más"

Activar un GAP no consiste en "poner más recursos" indefinidamente. Consiste en **concentrar** decisiones, valoraciones y
coordinación en una ventana corta para producir tres salidas
concretas:

- Un diagnóstico funcional compartido y una narrativa
  coherente.
- Un plan con prioridades realistas, y con tareas distribui-
  das entre dispositivos.

- Un diseño de seguimiento que reduzca incertidumbre y evite reconsulta por falta de coherencia.

Este enfoque está alineado con la lógica de la medicina mínimamente disruptiva: cuanto mayor es la complejidad, más importa que el plan encaje en la vida real, y que el cuidado no sobrecargue la capacidad de la persona (May et al., 2009).

4.2. Cerrar: evitar dependencia institucional y devolver autonomía

Aquí aparece una idea que suele incomodar, pero es esencial para el modelo: la temporalidad no es solo una herramienta de eficiencia, es una herramienta de ética organizativa.

Si el GAP se mantiene abierto sin criterio, puede generar dependencia institucional. La persona aprende que solo "funciona" cuando entra en un modo intensivo. Los profesionales se ven arrastrados a un régimen de coordinación extraordinaria como si fuera normal. Y el sistema, en lugar de crear capacidad distribuida, crea una isla de capacidad concentrada.

Cerrar un GAP significa que el sistema hace explícito un movimiento de devolución: una vez estabilizada la trayectoria, la persona vuelve al régimen estándar, con un plan claro, señales de alarma definidas y rutas de recontacto proporcionales. No es abandono, es un cierre diseñado.

En otras palabras, el GAP se activa para aprovechar una ventana de oportunidad y se cierra para evitar que la solución se convierta en el nuevo problema.

5. El riesgo de los equipos ad hoc: coordinación sin arquitectura

En muchos centros, cuando aparece un caso complejo, la solución espontánea es montar un "equipo ad hoc". En sí mismo no es un error, es una respuesta humana y profesional a la necesidad. El problema aparece cuando el ad hoc se convierte en el mecanismo principal, sin roles claros, sin liderazgo explícito, sin acuerdos de comunicación y sin criterio de cierre.

La investigación sobre equipos temporales y "teaming" señala que, cuando la composición es fluida y el tiempo es limitado, el desempeño depende de estructuras mínimas que permitan coordinar a relativa velocidad, especialmente en entornos profesionales diversos (Edmondson, 2012; Bedwell et al., 2012).

En sanidad esto no es teórico. Los equipos cambian, se reconstituyen y operan con alta interdependencia. Si no existe un andamiaje organizativo mínimo, el riesgo no es solo la ineficiencia. Es la pérdida de coherencia clínica, la duplicidad de tareas, los huecos de responsabilidad y, en último término, el aumento de carga para el paciente, que vuelve a ser el integrador de lo que el sistema no integró.

El problema del ad hoc, por tanto, no es que sea temporal. Es que sea temporal sin diseño.

6. Por qué el GAP exige liderazgo explícito

Un GAP no crea jerarquías nuevas, pero sí exige una función que suele estar ausente cuando todo se deja a coordinación informal: **liderazgo explícito de la ventana**.

En equipos temporales, el liderazgo no se limita a repartir tareas. Debe crear rápidamente condiciones para coordinar: propósito compartido, expectativas claras, canales de comunicación, y mecanismos de escalado. Edmondson lo formula como un cambio desde "gestionar equipos estables" a "habilitar teaming", cuando no hay tiempo para que el equipo aprenda por simple convivencia (Edmondson, 2012).

En el modelo GAP, el liderazgo explícito cumple cuatro funciones operativas:

1. **Declarar la ventana**
   Hacer explícito que el caso entra en situación GAP, y qué objetivo persigue esa intensificación.
2. **Definir roles mínimos y puntos de sincronización**
   Quién necesita ver qué, en qué secuencia comprimida, y con qué intercambio de información mínimo viable.
3. **Proteger la coherencia clínica**
   Evitar mensajes contradictorios y asegurar que las decisiones se toman con información suficiente, no en fragmentos.
4. **Definir el cierre desde el inicio**
   La ventana debe nacer con fecha o criterio de salida, para no convertirse en una estructura permanente por inercia.

Sin liderazgo explícito, el GAP se degrada a "buena voluntad coordinada", que es precisamente lo que el modelo intenta dejar de exigir como norma.

7. Sincronización de agendas: la forma visible de la temporalidad

Uno de los efectos más visibles de la temporalidad es la posibilidad de sincronizar agendas.

Cuando el sistema opera de forma estándar, cada dispositivo optimiza su propio tiempo. El resultado, para trayectorias complejas, es un recorrido largo, fragmentado y poco eficiente. La reorganización temporal invierte esa lógica durante un periodo concreto:

- Ajusta citas para reducir desplazamientos y esperas.
- Encadena valoraciones que se necesitan mutuamente.
- Permite decisiones con información completa, no secuencial.

Esta reorganización no elimina las listas de espera estructurales, pero reduce repeticiones evitables y contactos motivados por incertidumbre. El impacto no es solo organizativo, es experiencial: la persona percibe un inicio, un desarrollo y un cierre, en lugar de un bucle.

Implicaciones prácticas

Para la persona
La ventana bien utilizada reduce la sensación de bucle asistencial. El sistema se moviliza cuando hace falta y, después, devuelve autonomía con un plan claro. Esto es coherente con marcos que señalan que, cuando la carga del cuidado supera la capacidad, la trayectoria se rompe, no por falta de motivación, sino por saturación funcional (Shippee et al., 2012).

Para el profesional
Trabajar en ventanas acotadas permite priorizar, coordinar y decidir con mayor sentido clínico. Reduce trabajo invisible y disminuye la sensación de arrastre continuo sin resolución.

Para el sistema

La intensificación temporal bien diseñada suele ser más eficiente que la dispersión crónica. Menos contactos totales, menos fricción con agendas, y mejor uso de recursos existentes, sin crear estructuras permanentes adicionales.

El riesgo no está en la temporalidad. El riesgo está en no saber activarla ni desactivarla, o en sustituirla por equipos ad hoc sin arquitectura y sin liderazgo explícito.

Idea clave

La temporalidad no es una limitación organizativa. Es una herramienta clínica y de gestión basada en ventanas de oportunidad. Permite concentrar esfuerzo cuando la complejidad lo exige, producir coherencia, y cerrar después para evitar dependencia institucional. Cuando la ventana se diseña, el GAP deja de ser heroísmo informal y se convierte en una capacidad organizativa replicable.

Si los GAP son mecanismos temporales, surge una cuestión clave: ¿cómo se integran en la estructura formal sin romperla? ¿Cómo se evita que se conviertan en iniciativas aisladas, difíciles de planificar o invisibles para la gestión?

En el siguiente capítulo abordaremos el anclaje de los GAP a la cartera de servicios, una pieza esencial para garantizar coherencia, escalabilidad y lectura clara para planificación y gerencia.

Referencias Parte III

Abu Dabrh, A. M., Gallacher, K., Boehmer, K. R., Hargraves, I. G., & Mair, F. S. (2015). Minimally disruptive medicine: The evidence and conceptual progress supporting a new era of healthcare. *Journal of the Royal College of Physicians of Edinburgh, 45*(2), 114–117. doi:10.4997/JRCPE.2015.205

Bedwell, W. L., Ramsay, C., & Salas, E. (2012). Helping fluid teams work: A research agenda for effective team adaptation in healthcare. *Translational Behavioral Medicine, 2*(4), 409–415.

Braithwaite, J. (2018). Changing how we think about healthcare improvement. *BMJ, 361*, k2014. doi:10.1136/bmj.k2014

Case Management Society of America. (2022). *Standards of case management practice*. Case Management Society of America.

Churruca, K., Pomare, C., Ellis, L. A., Long, J. C., & Braithwaite, J. (2019). The influence of complexity: A bibliometric analysis of complexity science in healthcare. *BMJ Open, 9*(3), e027308. doi:10.1136/bmjopen-2018-027308

Coleman, E. A., Parry, C., Chalmers, S., & Min, S. J. (2006). The care transitions intervention: Results of a randomized controlled trial. *Archives of Internal Medicine, 166*(17), 1822–1828.

Commission for Case Manager Certification. (n.d.). *Definition and philosophy of case management*. Commission for Case Manager Certification.

Commission for Case Manager Certification. (2025). *CCM certification guide: CCM® examination*. Commission for Case Manager Certification.

Comunidad de Madrid. (2022). *Memoria 2022: Gerencia Asistencial de Atención Primaria*. Comunidad de Madrid.

Edmondson, A. C. (2012). Teamwork on the fly. *Harvard Business Review*.

Eton, D. T., Ramalho de Oliveira, D., Egginton, J. S., Ridgeway, J. L., Odell, L., May, C. R., & Montori, V. M. (2012). Building a measurement framework of burden of treatment in complex patients with chronic conditions: A qualitative study. *Patient Related Outcome Measures, 3*, 39–49. doi:10.2147/PROM.S34681

Eton, D. T., Ridgeway, J. L., Egginton, J. S., Tiedje, K., Linzer, M., Boehm, D. H., Poplau, S., Ramalho de Oliveira, D., Odell, L., Montori, V. M., & May, C. R. (2015). Finalizing a measurement framework for the burden of treatment in complex patients with chronic conditions. *Patient Related Outcome Measures, 6*, 117–126. doi:10.2147/PROM.S78955

Gallacher, K. I., May, C. R., Langhorne, P., & Mair, F. S. (2018). A conceptual model of treatment burden and patient capacity in stroke. *BMC Family Practice, 19*(1), 9. doi:10.1186/s12875-017-0691-4

Gobierno de Aragón. (n.d.). *Equipo de Soporte de Atención Domiciliaria (ESAD)*. Gobierno de Aragón.

Hollnagel, E. (2009). *The ETTO principle: Efficiency-thoroughness trade-off: Why things that go right sometimes go wrong*. Ashgate.

INGESA. (1998). *Programa de atención domiciliaria con equipo de soporte*. Instituto Nacional de Gestión Sanitaria.

Leppin, A. L., Montori, V. M., & Gionfriddo, M. R. (2015). Minimally disruptive medicine: A pragmatically comprehensive model for delivering care to patients with multiple chronic conditions. *Healthcare, 3*(1), 50–63. doi:10.3390/healthcare3010050

Mair, F. S., & May, C. R. (2014). Thinking about the burden of treatment. *BMJ, 349*, g6680. doi:10.1136/bmj.g6680

May, C., Montori, V. M., & Mair, F. S. (2009). We need minimally disruptive medicine. *BMJ, 339*, b2803. doi:10.1136/bmj.b2803

Miller, W. L., Crabtree, B. F., McDaniel, R. R., & Stange, K. C. (1998). Understanding change in primary care practice using complexity theory. *The Journal of Family Practice, 46*(5), 369–376.

Ministerio de Sanidad. (2008). *Organización general de la Atención Primaria*. Ministerio de Sanidad.

Ministerio de Sanidad. (2023). *Informe sobre el análisis de la situación actual de la Atención Primaria en España (Fase 2)*. Ministerio de Sanidad.

Naylor, M. D., Brooten, D., Campbell, R., & colaboradores. (2004). Transitional care of older adults hospitalized with heart failure: A randomized controlled trial. *Journal of the American Geriatrics Society, 52*(5), 675–684.

NHS England. (2024). *Virtual wards operational framework*. NHS England.

Plsek, P. E., & Greenhalgh, T. (2001). Complexity science: The challenge of complexity in health care. *BMJ, 323*(7313), 625–628. doi:10.1136/bmj.323.7313.625

Shippee, N. D., Shah, N. D., May, C. R., Mair, F. S., & Montori, V. M. (2012). Cumulative complexity: A functional, patient-centered model of patient complexity can improve research and practice. *Journal of Clinical Epidemiology, 65*(10), 1041–1051. doi:10.1016/j.jclinepi.2012.05.005

Stange, K. C., & Ferrer, R. L. (2009). The paradox of primary care. *Annals of Family Medicine, 7*(4), 293–299. doi:10.1370/afm.1023

Wilson, T., Holt, T., & Greenhalgh, T. (2001). Complexity science: Complexity and clinical care. *BMJ, 323*(7314), 685–688. doi:10.1136/bmj.323.7314.685

PARTE IV
GAP Y CARTERA DE SERVICIOS: ORDEN SIN RUPTURA

Capítulo 10.

GAP-XXX: anclaje a la cartera y a los sistemas de información como garantía de coherencia

1. Contexto del proceso asistencial: la cartera ordena el trabajo, y el sistema de información lo convierte en realidad operativa

La Atención Primaria no opera en el vacío. Su actividad se ordena, se planifica y se evalúa a través de una **cartera de servicios** que define qué se hace, para quién, con qué criterios y bajo qué códigos. La cartera cumple varias funciones simultáneas: delimita el perímetro de responsabilidad, hace comparables las prácticas entre equipos y territorios, y ofrece legibilidad para dirección, planificación y rendición de cuentas.

Sin embargo, la cartera no ejecuta nada por sí sola. La cartera describe, pero no produce actividad. La actividad "ocurre" cuando se traduce a la capa operativa del sistema, y esa capa es doble:

1. **la agenda**, que decide qué se puede hacer, cuándo y con qué prioridad,
2. **el sistema de información clínico-administrativo**, que decide qué existe como hecho registrable, trazable y evaluable.

En la práctica real, lo que no se agenda, lo que no se puede representar en el sistema, y lo que no deja huella recuperable, **no existe organizativamente**, aunque exista clínicamente. Puede sostenerse un tiempo por compromiso profesional, pero será frágil, invisible y difícil de escalar. Esta es una de las formas más frecuentes de "brecha" en Atención Primaria: no la brecha entre lo que se desea, sino entre lo que se declara y lo que el sistema puede ejecutar y gobernar.

Aquí el modelo GAP conecta con todo lo anterior, especialmente con la idea de "cerrar la brecha" y con la temporalidad. Los GAP nacen para formalizar un comportamiento adaptativo del sistema, la reorganización temporal alrededor de una persona en una ventana de oportunidad. Pero esa formalización no puede quedarse en un concepto. Si no se ancla en las piezas que gobiernan el trabajo, cartera, agenda y sistema de información, el GAP queda en el mismo lugar del que pretende rescatarnos: coordinación informal, desigual y de alto coste.

Por eso, el modelo GAP se diseña desde el principio con un **anclaje doble**:

- **Anclaje a cartera**, para ser legible, gobernable y defendible.
- **Anclaje a sistema de información y agenda**, para ser operable, registrable y evaluable.

La formulación **GAP-XXX** es, en realidad, un puente entre estos dos mundos. "XXX" identifica el servicio de cartera, el lenguaje clínico-organizativo ya reconocido. "GAP" identifica la modalidad funcional temporal, el modo de operación intensificado y coordinado que se activa y se cierra.

1.1. Dos realidades que a menudo no coinciden: la realidad clínica y la realidad del sistema

En Atención Primaria conviven, de facto, dos realidades:

- La **realidad clínica**, donde se toman decisiones, se coordinan profesionales, se adaptan planes a la vida del paciente y se gestionan trayectorias.
- La **realidad del sistema**, donde esa actividad se convierte en episodios, contactos, tareas, motivos, tipos de cita, registros y métricas.

Cuando ambas coinciden, la organización aprende. Lo que se hace se puede ver, comparar, mejorar y sostener. Cuando no coinciden, la organización depende de heroicidad y memoria local: se hacen cosas que nadie puede leer, y por tanto nadie puede planificar, proteger o evaluar.

La mayor amenaza para el modelo GAP no es una crítica teórica. Es una deriva práctica: que se convierta en "algo que hacemos" sin representación operativa. Eso lo volvería invisible para gerencia, irreplicable entre centros y, sobre todo, agotador para los equipos, porque volvería a cargar la coordinación sobre el trabajo informal.

1.2. Por qué el anclaje en agendas no es un detalle técnico, es el corazón del mecanismo

Un GAP, por definición, reconfigura interacción entre dispositivos, agendas y profesionales durante una ventana limitada. Esto implica que la agenda no es un soporte administrativo neutro. Es el tablero sobre el que se expresa la reorganización. Si no hay patrón de agenda, no hay GAP, hay improvisación.

En un sistema estándar, cada agenda optimiza su propio flujo. En un GAP, durante una ventana, el sistema invierte la lógica: la optimización deja de ser local y pasa a ser de trayectoria, al menos temporalmente. Esa inversión solo se puede materializar si el sistema permite:

- reservar tiempo para coordinación no presencial,
- comprimir secuencias de valoraciones necesarias,
- proteger una ruta corta de decisiones,
- y después liberar capacidad y cerrar.

La temporalidad, que en el capítulo anterior se definía como herramienta organizativa, aquí se traduce a una exigencia concreta: **capacidad de intensificar sin cronificar**, y eso se opera en agenda.

1.3. La cartera como "contrato de coherencia" y el GAP-XXX como "modificador operativo"

La cartera aporta un contrato implícito: qué entra, qué no entra, qué resultados se esperan, qué límites existen. El GAP no compite con ese contrato. Lo utiliza.

Desde esta perspectiva, el GAP-XXX funciona como un "modificador operativo" del servicio, no como un servicio nuevo. El servicio es el mismo, la competencia es la misma, los profesionales son los mismos. Lo que cambia, temporalmente, es la forma de interacción:

- qué se prioriza y en qué secuencia,
- cómo se sincroniza la información,
- qué coordinación se protege,
- y cuándo se cierra la ventana.

Este matiz es crítico para la aceptación cultural: el GAP no llega a "inventar" un territorio clínico, llega a ordenar un modo de trabajar que ya existe de facto cuando el sistema se ve superado por la complejidad.

1.4. Lo que el sistema no puede representar, el sistema no puede gobernar

Un GAP requiere representaciones mínimas y consistentes en el sistema de información. No para burocratizar, sino para lograr tres cosas que son condición de posibilidad del modelo:

1. **Legitimidad**, que el trabajo tenga nombre y marco, y no dependa del voluntarismo.
2. **Trazabilidad**, que se pueda reconstruir qué se hizo durante la ventana y por qué.
3. **Gobernanza**, que dirección y equipos puedan ver si la ventana se abre, se usa y se cierra, y con qué impacto en carga y capacidad.

En términos prácticos, la diferencia entre un GAP y un esfuerzo informal es que el GAP deja una huella mínima: activación, coordinación protegida, secuencia comprimida, cierre.

1.5. Principio de mínima ruptura: aprovechar lo que ya existe en el modelo de agenda

La implementación sostenible rara vez nace de crear "agendas completamente nuevas". Suele nacer de **usar inteligentemente artefactos que ya existen** en los modelos de gestión de agendas:

- huecos programables,
- tipos de cita diferenciables (presencial/no presencial),
- bloques administrativos clínicos,
- interconsultas internas,
- tareas no cara a cara con registro de actividad.

Muchos entornos ya disponen de alguna forma de actividad no presencial, aunque su uso sea desigual. El GAP propone convertir esa actividad en parte explícita del mecanismo, no como extra invisible. Esto reduce resistencia, acelera adopción y permite normalización sin pedir un rediseño tecnológico completo desde el día uno.

Con este marco, el capítulo entra ahora en el problema organizativo específico: qué ocurre cuando una innovación no se vincula a cartera y, además, no se traduce a agenda y sistema. Es decir, cuando queda atrapada entre lo deseable y lo ejecutable.

2. El problema organizativo específico: cuando lo nuevo no encaja en la cartera ni en la agenda

Cuando una innovación organizativa no se vincula a la cartera y no se traduce a una operativa visible en el sistema de información y en la agenda, no queda "pendiente de mejorar". Queda, literalmente, **fuera del sistema**. Puede funcionar un tiempo en la práctica clínica, pero lo hace como un fenómeno paralelo: sin lenguaje común, sin protección estructural y sin capacidad de aprendizaje organizativo.

Esto es clave por una razón simple: en Atención Primaria no basta con que algo sea clínicamente útil. Para ser sostenible, debe ser **legible** para la organización. Y la legibilidad se obtiene por dos vías complementarias:

- **Cartera**: define el marco, los límites y el lenguaje de lo que se hace.
- **Agenda y sistema de información**: definen la posibilidad operativa y la trazabilidad de lo que se hace.

Si una propuesta no encaja en ambas capas, tiende a generar tres patologías organizativas previsibles, invisibilidad, fragilidad y confusión. No son consecuencias accidentales; son propiedades emergentes de un sistema que solo puede gobernar aquello que puede representar.

2.1. Inexistencia administrativa: lo que no está representado no puede ser planificado

El primer problema es la **invisibilidad**, que en realidad es algo más fuerte: *inexistencia administrativa*. Lo que no está codificado o no deja huella en el sistema queda fuera de la planificación, aunque absorba tiempo real.

Esto produce un efecto perverso, el sistema acaba midiendo y gestionando solo lo que puede contar, y lo que no puede contar se convierte en "un extra" que se asume por compromiso. En cuanto aparece presión asistencial, reestructuración o tensión de agendas, ese extra desaparece porque no está protegido por ninguna lógica de asignación de recursos.

La invisibilidad genera además un sesgo de gobernanza: si un mecanismo reduce visitas innecesarias o evita reconsultas por incoherencia, su impacto puede ser precisamente "que no ocurra algo". Si no está representado, nunca se atribuirá su efecto a la intervención, y el sistema no aprenderá qué estaba funcionando.

Dicho de manera directa, lo no representado es lo primero que se recorta, no porque sea prescindible, sino porque es ilegible.

2.2. Trabajo invisible y deuda organizativa: cuando el coste lo pagan personas

La invisibilidad no solo afecta al gestor. Afecta al profesional de manera inmediata porque convierte una necesidad estructural en **trabajo invisible**.

Cuando la coordinación no se agenda, se hace entre huecos. Cuando no se registra, se hace por canales informales. Cuando no existe un tipo de acto, se disuelve en llamadas, mensajes y microdecisiones que consumen atención y energía sin reconocimiento operativo.

Esto genera una forma de deuda organizativa. El sistema "funciona" porque alguien paga un coste adicional. Y como ese coste no está contabilizado, tiende a repetirse hasta que aparece desgaste, resistencia y pérdida de sentido. Esta dinámica es exactamente la que el modelo GAP intenta formalizar y acotar.

2.3. Fragilidad: dependencia de personas y variabilidad injusta

El segundo problema es la **fragilidad**. Sin anclaje, la continuidad depende de personas concretas y de su capacidad de sostener la innovación en condiciones reales. Cuando esas personas cambian, o cuando cambian las prioridades, la iniciativa se desactiva sin dejar rastro.

Esto tiene dos implicaciones graves:

1. **No hay acumulación de aprendizaje.** Se repite el ciclo de "ensayo local" una y otra vez.
2. **Se introduce variabilidad injusta.** La accesibilidad a esa "mejor coordinación" depende de que un centro tenga a alguien dispuesto y con margen para sostenerla, no de criterios clínicos o de equidad organizativa.

En modelos centrados en trayectorias, la variabilidad no es un detalle; es un problema de justicia. Si el mecanismo no es replicable, el sistema no está ofreciendo una respuesta organizada a la complejidad; está ofreciendo suerte.

2.4. Confusión: cuando una innovación se interpreta como otra cosa

El tercer problema es la **confusión**. Sin un marco común, cada centro interpreta la innovación desde su cultura local, sus heridas previas y su experiencia con "cambios organizativos". El resultado típico es que se aplican etiquetas erróneas:

- "Esto es una unidad nueva".
- "Esto es un circuito paralelo".
- "Esto es una derivación encubierta".
- "Esto es una puerta trasera para saltarse listas".
- "Esto es más burocracia".

Estas interpretaciones no son malicia; son un mecanismo defensivo. Los sistemas, especialmente bajo presión, tienden a rechazar lo que no pueden clasificar. Si no hay un lenguaje y un encaje claros, la innovación se percibe como amenaza, como pérdida de control o como redistribución opaca de recursos.

Aquí aparece un punto crítico de coherencia con el resto del libro: el GAP se concibió justamente para evitar ser leído como "estructura nueva" o "unidad". Por eso se define como modalidad funcional temporal y por eso se ata a cartera. El anclaje no es burocracia: es protección semántica y operacional.

2.5. La paradoja final: buscar coherencia y producir heterogeneidad

Cuando una innovación organizativa se implementa sin anclaje, el resultado suele ser paradójico. Nace para aumentar coherencia, pero termina produciendo:

- más heterogeneidad entre centros,
- más fricción con la agenda,
- más trabajo invisible,
- y más dificultad para evaluar si vale la pena.

Es decir, aumenta exactamente lo que pretendía reducir.

2.6. Por qué GAP-XXX existe: transformar una "iniciativa" en una modalidad gobernable

El concepto GAP-XXX se diseñó para evitar esa deriva. Su función no es adornar el modelo con un código, sino convertir una idea organizativa en una modalidad gobernable dentro del sistema.

Al anclarse a un servicio de cartera ya existente, el GAP-XXX:

- evita la lectura de "servicio nuevo",
- delimita el alcance competencial,
- permite registro y agenda sin categorías paralelas,
- y hace posible comparar, auditar y aprender.

La consecuencia práctica es decisiva: el trabajo deja de ser invisible, la continuidad deja de depender de personas concretas, y la interpretación deja de ser libre. La organización puede, por fin, reconocer lo que ya hacía de manera informal cuando la complejidad desbordaba la estructura, y convertirlo en un mecanismo explícito, temporal y evaluable.

Con este problema definido, el siguiente apartado introduce la regla operativa central del capítulo: **la activación del GAP-XXX** como modalidad temporal dentro de un servicio existente, y su traducción inmediata a agenda y sistema de información.

3. GAP-XXX: regla simple, efecto estructural

El concepto **GAP-XXX** introduce una regla simple, pero decisiva, para evitar que el modelo se convierta en una "buena idea" difícil de implantar: **todo GAP debe estar vinculado explícitamente a un servicio de cartera ya existente**.

Esta regla cumple una función estratégica: garantiza que el GAP sea entendido como lo que es, una **modalidad funcional temporal**, y no como lo que el sistema tiende a interpretar cuando algo no encaja, una unidad nueva, un circuito paralelo o una excepción sin gobernanza.

3.1. Por qué el "XXX" no es un sufijo, es el anclaje del mecanismo

El código "XXX" no es decorativo. Es el elemento que convierte al GAP en un mecanismo **legible** para toda la organización. Identifica, de manera simultánea:

- **El ámbito clínico o funcional de referencia**, es decir, el "territorio" de cartera en el que se está operando. Esto reduce ambigüedad y evita expansiones oportunistas del mecanismo hacia problemas que no están dentro del perímetro definido.

- **El marco competencial**, que determina quién puede hacer qué y con qué límites. El GAP no redefine competencias; el "XXX" las hereda de la cartera, y por tanto protege el modelo frente a conflictos corporativos o interpretaciones de intrusismo.
- **El lenguaje común para profesionales, gestores y sistemas de información**, que es, en la práctica, el lenguaje operativo del sistema. La organización no escala lo que no puede nombrar de forma consistente.

En otras palabras, "XXX" es la garantía de que el GAP no se convierte en un concepto flotante. Cada GAP habla el idioma de un servicio existente, con sus reglas y sus métricas.

3.2. GAP-XXX no crea un servicio nuevo: modifica temporalmente la forma de operar uno existente

Esta distinción debe quedar cristalina porque es la base de la coherencia con los capítulos previos:

- Un **servicio** es un componente estable de la arquitectura, con actividad continua, oferta reconocible y patrones de demanda relativamente recurrentes.
- Un **GAP** es un mecanismo **temporal** que reconfigura interacción, agendas y coordinación alrededor de una trayectoria compleja, durante una ventana limitada.

Por eso, activar un GAP-XXX **no crea** un nuevo servicio. Lo que hace es activar, durante un periodo acotado, una modalidad distinta de operación de un servicio ya reconocido.

Este matiz es el que permite resolver la paradoja que atraviesa todo el modelo: responder a complejidad sin rigidizar el sistema. Se intensifica cuando hay ventana de oportunidad y se vuelve a la estructura estándar cuando la situación lo permite.

3.3. "Regla simple, efecto estructural": lo que la organización gana con el anclaje

La regla de anclaje produce cuatro efectos estructurales que son centrales para la gobernanza del modelo.

1) Delimita el perímetro y reduce la deriva
Cuando un mecanismo se define solo por la idea, "reorganizarse alrededor de la persona", tiende a expandirse. Cada profesional puede entenderlo de una manera, cada caso puede parecer "merecer un GAP" y, en pocos meses, el mecanismo pierde selectividad y se vuelve insostenible. El "XXX" introduce límites. El GAP-XXX solo puede operar dentro del marco definido, y esto protege tanto la equidad como la capacidad del sistema.

2) Evita lecturas defensivas
Las organizaciones bajo presión tienden a resistirse a lo que no pueden clasificar. El anclaje a cartera reduce ruido semántico: no es una puerta nueva, es una modalidad temporal de un servicio que ya existe. Esto reduce resistencias y permite conversación técnica, no ideológica.

3) Permite que el sistema de información lo represente sin inventar categorías paralelas
Si el GAP no se vincula a un servicio, el sistema suele verse forzado a crear etiquetas ad hoc, registros no normalizados o episodios paralelos difíciles de explotar. Con GAP-XXX, la actividad se registra donde el sistema ya sabe registrar: contactos, motivos, tipos de cita y procedimientos vinculados a un servicio de cartera. El GAP añade contexto, no sustituye el acto.

4) Habilita evaluación realista y comparable

La evaluación de una reorganización temporal debe apoyarse en métricas que la organización ya entiende. El "XXX" permite utilizar indicadores conocidos del servicio, ajustándolos a la temporalidad: tiempos hasta primera coordinación, número de contactos evitados, estabilidad del plan, cierres en plazo, reconsulta no planificada. Sin anclaje, cada equipo define sus propias métricas y la comparación se vuelve imposible.

3.4. GAP-XXX como contrato operativo: activación, alcance y cierre

El anclaje también actúa como un "contrato operativo" que debería quedar explícito en cualquier implementación, incluso en la versión mínima:

- **Activación**: solo se activa un GAP cuando existe un motivo de ventana de oportunidad y cuando el caso se encuadra en el ámbito "XXX".
- **Alcance**: la actividad se mantiene dentro del marco competencial del servicio, y las interacciones con otros dispositivos se coordinan sin crear nuevas jerarquías.
- **Cierre**: el GAP se cierra por diseño. El hecho de estar anclado a un servicio facilita definir criterios de cierre consistentes, por ejemplo resolución del pico de complejidad, estabilización funcional, plan y seguimiento establecidos, y señales de alarma definidas.

Este contrato no es burocracia, es protección del mecanismo. Garantiza que el GAP no se cronifique, no se use como atajo y no se convierta en una estructura paralela.

3.5. Ejemplo conceptual, sin entrar aún en el caso índice

Aunque el capítulo 10 todavía no desarrolla el caso GAP-421, es útil entender el patrón general con un ejemplo conceptual:

- Si "XXX" corresponde a un servicio relacionado con dolor, el GAP activa una ventana de coordinación intensiva alrededor de la trayectoria dolor-función de esa persona.
- Si "XXX" corresponde a otro servicio, el mismo mecanismo se aplica pero el lenguaje, los límites y los criterios operativos se heredan del servicio correspondiente.

La idea clave es que el mecanismo es el mismo, pero el "idioma operativo" cambia. Eso es lo que permite escalabilidad sin reinventar el modelo en cada sitio.

3.6. Lo que permite la regla, en una frase

Vincular cada GAP a un servicio de cartera existente consigue que el modelo sea, a la vez:

- **comprensible** para la organización,
- **operable** en la agenda y en el sistema de información,
- **registrable** sin inventar mundos paralelos,
- **evaluable** con métricas compartidas,
- y **cerrable** sin dejar cicatrices estructurales.

Ese es el efecto estructural de una regla aparentemente simple. Sin ella, el GAP tendería a ser una iniciativa local, dependiente de personas concretas. Con ella, puede convertirse en una capacidad organizativa replicable y gobernable.

En el siguiente apartado, esta lógica se traduce al plano más tangible del capítulo: la operativa. Es decir, cómo se representa la activación del GAP-XXX en el sistema y, sobre todo, **cómo se agenda**, porque el GAP sucede en la agenda, no en los principios.

4. De la idea al teclado: por qué el GAP necesita una operativa de agenda explícita

Un GAP, por definición, reorganiza la interacción entre dispositivos, tiempos y profesionales durante una ventana limitada para que la atención se ordene alrededor de una trayectoria y no de episodios sueltos. Eso significa que el GAP no "vive" en un documento, ni en un comité, ni en un discurso. **Vive en la agenda.** La agenda es el lugar donde se decide qué es posible, qué se prioriza, quién coincide con quién y con qué secuencia.

En el funcionamiento estándar, la agenda se diseña para sostener un flujo estable y repetible. Cada dispositivo optimiza su propio tiempo, su cupo, su ritmo y sus huecos. Este diseño es lógico y eficiente para una gran parte de la demanda habitual, pero se vuelve insuficiente cuando el problema no está en el volumen de actividad, sino en la **necesidad de coordinación intensiva y sincronizada**. En ese punto, la agenda deja de ser un instrumento de programación y se convierte en un determinante clínico: define si la información llega a tiempo, si las decisiones se toman con visión completa y si el paciente experimenta coherencia o peregrinaje.

Por eso, si el capítulo 7 definía el GAP como mecanismo organizativo temporal, y el capítulo 9 lo explicaba como intensificación dentro de una ventana de oportunidad, este capítulo 10 debe cerrar el círculo: **un mecanismo temporal solo existe si**

puede programarse y ejecutarse temporalmente, y eso exige una operativa explícita de agenda.

4.1. La agenda como "arquitectura oculta" del sistema

En Atención Primaria se habla con frecuencia de carteras, circuitos, competencias y dispositivos. Sin embargo, la experiencia real de la persona y el trabajo real del profesional están condicionados por una arquitectura menos visible pero más determinante: la arquitectura de agendas.

La agenda define:

- **Acceso**: qué puede ocurrir pronto y qué se difiere.
- **Secuencia**: si la trayectoria se organiza como un itinerario coherente o como un conjunto de episodios desconectados.
- **Interdependencia**: si dos profesionales pueden tomar decisiones con información compartida o si trabajan "a ciegas" con retrasos.
- **Carga**: cuántas visitas y contactos se generan por falta de sincronización.

Esta es una idea que conecta directamente con la Parte III: si el GAP cierra la brecha entre carga y capacidad, una gran parte de esa carga es logística y organizativa. Y la logística organizativa se produce o se evita, casi siempre, en agenda.

4.2. Sin patrón de agenda, el GAP se degrada a improvisación

Si un GAP se implanta sin un patrón claro de agenda, ocurre lo predecible:

- se coordina "como se puede",
- se depende de llamadas y favores,
- se vuelve a cargar la coordinación en el paciente o su familia,
- y la intervención se hace irreproducible.

Este "como se puede" tiene un coste que el sistema rara vez reconoce: genera trabajo invisible, introduce variabilidad injusta y erosiona la legitimidad del mecanismo. Dos centros pueden decir que "hacen GAP", pero si uno lo sostiene con huecos protegidos y coordinación no presencial programada, y otro lo sostiene con WhatsApps y llamadas fuera de agenda, no están haciendo lo mismo. La diferencia no es matiz, es la diferencia entre un mecanismo organizativo y una cultura de heroicidad.

En términos de gobernanza, esto es crítico: lo que no es reproducible no es escalable, y lo que no es escalable no puede convertirse en política operativa. Se queda en innovación local.

4.3. El GAP exige dos tipos de tiempo, y solo uno suele estar representado

La mayoría de organizaciones están preparadas para representar tiempo asistencial cara a cara. Lo que suele faltar es la capacidad de representar y proteger de forma explícita el **tiempo de coordinación**, que es justamente el que transforma actividad en coherencia.

Un GAP, por diseño, requiere dos categorías de tiempo:

1. **Tiempo con la persona**, presencial o no presencial.
2. **Tiempo entre profesionales**, no presencial, de coordinación clínica-operativa.

Cuando falta el segundo, el primero se multiplica. Es un patrón clásico: si no se dedica tiempo a coordinar decisiones, se dedica más tiempo a gestionar consecuencias de decisiones no coordinadas, reconsultas, duplicidades y mensajes contradictorios. La coordinación "ahorra visitas", pero solo si está protegida. Si no, se convierte en una carga adicional.

La operativa de agenda del GAP existe para resolver exactamente esto: convertir coordinación en una actividad explícita, breve, programable y registrable.

4.4. Intensificación temporal significa también "intensificación de agenda"

El capítulo 9 introducía la ventana de oportunidad: periodos en los que intensificar coordinación tiene un rendimiento desproporcionado. Eso solo es posible si la agenda puede cambiar temporalmente de configuración, es decir, si puede operar en "modo GAP".

Modo GAP no significa "romper la agenda". Significa introducir, durante la ventana, una micro-reconfiguración:

- reservar huecos específicos de alta prioridad vinculados a GAP-XXX,
- secuenciar valoraciones necesarias en intervalo corto,
- incorporar bloques de coordinación no presencial,
- y definir de antemano qué ocurre al cierre, liberación de huecos, retorno a estándar y ruta de seguimiento.

Sin esa micro-reconfiguración, el sistema intenta resolver un problema temporal con estructura constante. Y cuando la estructura es constante, la respuesta se vuelve dispersa, lenta y acumulativa.

4.5. La agenda como garantía de equidad: evitar la "coordinación por capital social"

Hay un argumento adicional, y es estructural: sin operativa de agenda, el acceso a la coordinación intensiva depende del **capital social** del paciente o del profesional, a quién conoce, quién le hace un favor, quién le "cuela" una cita, quién puede llamar a otro dispositivo y conseguir una valoración rápida.

Esto no es solo ineficiente, es inequitativo. Dos personas con complejidad similar pueden recibir respuestas muy diferentes según su capacidad de insistir, su alfabetización sanitaria o su proximidad al sistema. Lo informal produce variabilidad injusta.

La operativa de agenda explícita convierte un patrón informal en un mecanismo distribuido: no garantiza resultados idénticos, pero sí garantiza que el acceso a la intensificación tenga reglas, trazabilidad y límites, y por tanto pueda ser defendido y corregido.

4.6. Riesgos específicos cuando no se define la agenda: cuatro fallos típicos

Cuando no existe patrón de agenda, suelen aparecer cuatro fallos de implementación que dañan el modelo desde dentro:

1) El GAP como etiqueta sin capacidad real.
Se "declara" GAP, pero no se crea ninguna condición de posibilidad, ni huecos, ni coordinación no presencial. El resultado es frustración, porque la etiqueta promete coherencia pero la estructura sigue igual.

2) El GAP como sobrecarga añadida.

Se exige coordinación, pero sin tiempo protegido. Los profesionales la hacen "por encima" del trabajo regular, lo que acelera desgaste y genera rechazo.

3) El GAP como puerta trasera.

Sin reglas de agenda, se usa para priorizar de forma opaca. Esto destruye legitimidad y alimenta resistencia corporativa, "esto es para saltarse listas".

4) El GAP como irreproducible.

Cada centro inventa su solución. La organización no puede aprender, comparar ni estandarizar mínimos.

Estos fallos no son secundarios: son el motivo por el que tantos intentos de coordinación acaban siendo episodios locales que no sobreviven.

4.7. Qué debe responder una operativa de agenda GAP, antes incluso de hablar de tecnología

Una operativa de agenda explícita no empieza preguntando "qué software tenemos". Empieza definiendo cuatro respuestas que luego se traducen al sistema disponible:

1. **Qué huecos existen y con qué prioridad**, y quién puede reservarlos.
2. **Qué tiempo de coordinación está protegido**, cómo se programa y cómo se registra.
3. **Qué secuencia mínima de contactos define que el GAP está "operando"**, no solo "declarado".
4. **Qué criterio de liberación y cierre evita cronificación**, y cómo se retorna al estándar.

Estas respuestas son el puente entre el concepto y el teclado. Sin ellas, la tecnología solo ejecuta improvisación.

4.8. Conclusión operativa: el GAP sucede en la agenda o no sucede

En términos de implementación, esta es la idea que el capítulo debe dejar asentada:

Un GAP no es un circuito escrito. Es una configuración temporal del sistema que se materializa en agenda mediante huecos protegidos y coordinación no presencial programada. Por tanto, hablar de GAP sin hablar de cómo se agenda es como hablar de una intervención sin hablar de dosis.

Por eso, a partir de aquí, el capítulo debe responder a la pregunta que convierte el modelo en mecanismo: **¿cómo se agenda un GAP?** Esa respuesta no es un detalle técnico, es el núcleo de la sostenibilidad, la equidad y la gobernanza del modelo.

En el siguiente apartado se propone el patrón operativo concreto, compatible con entornos tipo AP-Madrid: doble capa de agenda, huecos GAP asistenciales y bloques de coordinación no presencial, con reglas de reserva, liberación y cierre.

5. ¿Cómo se agenda un GAP en un sistema tipo AP-Madrid?

A continuación, se propone un modelo operativo compatible con gestores de agenda habituales en Atención Primaria, incluyendo escenarios en los que ya existen "agendas no presenciales" o tipos de cita de coordinación.

5.1. Principio de diseño: dos capas de agenda

Un GAP necesita dos capas de trabajo, y ambas deben tener representación en agenda:

1. **Capa asistencial**, citas con la persona, presenciales o no presenciales, según el caso.
2. **Capa de coordinación**, tiempo protegido para sincronizar decisiones entre profesionales, que idealmente debe ser no presencial.

La mayoría de los errores de implementación ocurren cuando se activa la capa 1, pero se deja la capa 2 "a la buena voluntad".

5.2. Activación mínima en el sistema

La activación debería generar una huella mínima estructurada, con cuatro campos:

- **Etiqueta del caso**: "Situación GAP-XXX activa".
- **Fecha de inicio y fecha prevista de cierre**, o criterio de cierre.
- **Motivo de activación**: alta hospitalaria, crisis, debut, descompensación funcional, fragilidad social, u otro catálogo breve.
- **Responsable de ventana**, la persona que ejerce el liderazgo explícito de esa ventana.

Esta huella puede implementarse como un episodio, una bandera o un registro específico, según el sistema disponible. Lo importante es que sea visible y recuperable.

5.3. Patrón de agenda recomendado: "huecos GAP" y "agendas no presenciales de coordinación"

Para operar un GAP sin romper el sistema, se recomienda un patrón simple:

A) Huecos GAP asistenciales (citas con paciente)

- Se reservan huecos de agenda identificados como "GAP-XXX" dentro de agendas existentes.
- Son huecos limitados, con reglas claras de uso y liberación.

B) Huecos GAP de coordinación (no presenciales)

- Se crea, o se reutiliza si ya existe, una agenda de coordinación no presencial.
- En esa agenda se programan micro-bloques de coordinación, por ejemplo 5 a 10 minutos, asociados al GAP-XXX.

En muchos modelos actuales ya existen agendas no presenciales para tareas clínicas no cara a cara, interconsulta interna, revisión de resultados o gestión clínica. La propuesta es **formalizar su uso como capa de coordinación GAP**, con nombre, reglas y registro.

5.4. Reglas operativas para no colapsar el sistema

Para que esta propuesta sea sostenible, los huecos GAP deben tener reglas explícitas:

- **Quién puede reservar**: idealmente, perfiles definidos, por ejemplo responsable de ventana, unidad administrativa entrenada o coordinación clínica del centro.
- **A quién se aplica**: solo a casos con activación GAP registrada.
- **Cuánto dura la ventana**: acotada, con criterio de renovación explícito.
- **Qué ocurre si no se usa**: liberación automática con antelación definida, por ejemplo 48 o 72 horas.
- **Cuántos huecos por semana**: cupo máximo por equipo o por centro, proporcional a capacidad.

Estas reglas evitan el riesgo de "barra libre", que es la vía más rápida para que el GAP se perciba como privilegio, o como puerta trasera, y genere rechazo.

5.5. Secuencia práctica de agendado

Una secuencia mínima viable, replicable, podría ser:

1. **Activación GAP-XXX** en el sistema con responsable de ventana y fecha prevista de cierre.
2. **Reserva de la capa de coordinación**: se asigna un primer bloque no presencial de coordinación, breve y cercano en el tiempo, para ordenar información y plan.
3. **Sincronización de citas clave**: se reservan, dentro de la ventana, las valoraciones necesarias, priorizando que ocurran en un intervalo corto.
4. **Segundo bloque de coordinación**: se valida coherencia del plan y se decide escalado o desescalado.
5. **Cierre programado**: se agenda un bloque final, o se fija criterio de cierre, y se liberan huecos no usados.

Este patrón convierte el GAP en algo operativo, no en una intención.

6. Registro asistencial: cómo documentar un GAP sin crear burocracia paralela

El registro es el punto donde el GAP deja de ser "coordinación bienintencionada" y pasa a ser **mecanismo organizativo**. Aun así, el registro solo se sostendrá si cumple dos condiciones: **ser breve** y **ser clínicamente útil**. Si se percibe como una capa adicional de burocracia, el modelo se autodestruye, porque devolverá la coordinación al terreno informal que precisamente intenta formalizar.

La clave está en aceptar una premisa: el GAP no necesita "más texto", necesita **mejor estructura mínima**. En un entorno como AP-Madrid, o cualquier otro sistema con historia clínica y módulos de citación, el registro GAP debe diseñarse como un "marcador de contexto" que permite reconstruir la ventana, no como un episodio narrativo nuevo.

6.1. Principio rector: tres registros, no uno

Para que el GAP sea trazable sin volverse pesado, conviene diferenciar tres momentos, cada uno con un registro mínimo específico:

1. **Registro de activación (inicio de ventana)**
2. **Registro de actividad dentro de la ventana (contactos y coordinación)**
3. **Registro de cierre (fin de ventana y devolución a estándar)**

Este enfoque evita el error más frecuente: pretender que cada contacto "explique todo" desde cero.

6.2. Registro de activación: la "cabecera" del GAP

La activación debe generar una huella que responda a preguntas operativas básicas, sin literatura.

Campos mínimos recomendados:

- **Código de cartera**: GAP-XXX, por ejemplo GAP-421.
- **Motivo de activación, catálogo breve**: alta hospitalaria, crisis/descompensación, debut/cambio diagnóstico, vulnerabilidad social, complejidad funcional, otro definido.
- **Fecha/hora de inicio** y **fecha prevista de cierre**, o criterio de cierre si el sistema lo permite.
- **Responsable de ventana**, la función de liderazgo explícito que coordina y decide el cierre, no necesariamente "el profesional principal" del caso, pero sí el punto de coherencia.
- **Objetivo de la ventana en una línea**: por ejemplo "consolidar plan coherente y ruta de seguimiento", "evitar peregrinaje post-alta", "resolver incertidumbre diagnóstica funcional".

Producto mínimo de activación: un "plan de intensificación" muy sintético con tres elementos:

- qué decisiones faltan por tomar,
- qué profesionales deben sincronizarse,
- qué secuencia comprimida de contactos se necesita.

Si el sistema no permite campos estructurados, este registro se puede resolver con una **plantilla de nota breve** o con una convención de texto normalizada.

Convención de texto sugerida (simple y recuperable):

- Primera línea fija: `GAP-XXX ACTIVO | Motivo: ____ | Inicio: ____ | Cierre previsto: ____ | Responsable: ____`

Esta primera línea cumple una función crítica: permite búsqueda, auditoría y análisis sin depender de interpretaciones.

6.3. Registro de actividad: cada contacto debe dejar "huella útil", no narración redundante

Dentro de la ventana se producirán contactos con el paciente y contactos de coordinación interna. El registro debe diferenciar ambos, porque son cosas distintas y porque, si no se diferencian, el tiempo de coordinación vuelve a hacerse invisible.

Por cada interacción relevante dentro del GAP, se recomienda registrar al menos:

- **Código de cartera**: XXX del GAP, para mantener anclaje.
- **Marca de contexto**: "en marco GAP-XXX".
- **Tipo de contacto**: presencial, telefónico, no presencial, coordinación interna.
- **Producto mínimo**, seleccionar uno o dos:
  - o decisión clínica relevante,
  - o ajuste de plan,
  - o derivación o interconsulta interna,
  - o actualización de hipótesis funcional,

- ○ señal de alarma y acción asociada,
- ○ acuerdo de seguimiento, frecuencia y responsable.

El principio aquí es el de "registro por producto", no por relato. El relato largo rara vez mejora trazabilidad; lo que mejora trazabilidad es dejar claro qué se decidió y qué cambia a partir de esa interacción.

6.4. El registro del trabajo de coordinación, la pieza que más protege al profesional

Un GAP fracasa cuando la coordinación se exige pero no se representa. Por eso, los bloques no presenciales de coordinación deberían registrarse con el mismo estatus que un contacto clínico, aunque sea breve.

Mínimos para coordinación interna:

- GAP-XXX | Coordinación interna | Participan: _____ | Decisión/Acuerdo: _____ | Próximo paso: _____

Esto permite dos cosas: que el sistema reconozca que "pasó algo" y que el análisis posterior pueda estimar carga de coordinación real.

Si el software lo permite, conviene disponer de un **tipo de cita** o "acto" específico de coordinación, precisamente para separar actividad clínica directa de actividad de integración.

6.5. Registro de cierre: el cierre es una intervención, no un abandono

El cierre debe existir como evento. Si el GAP se cierra "porque se deja de hablar del tema", se cronifica de facto, o se disuelve sin devolución de autonomía, lo que entra en contradicción con el capítulo 9.

Contenido mínimo del cierre:

- `GAP-XXX CERRADO | Fecha: ____ | Criterio de cierre: ____`
- **Plan consolidado en 3 puntos**: objetivos, seguimiento, señales de alarma.
- **Ruta de recontacto**: cuándo y cómo reabrir ventana si reaparece el pico de complejidad.
- **Responsable a partir de cierre**: retorno a circuito estándar, con claridad de roles.

En términos de experiencia del paciente, esto es fundamental: reduce sensación de bucle y permite que la organización "devuelva autonomía" de forma explícita.

6.6. Plantillas y convenciones, el "mínimo viable" para sistemas que no se pueden modificar

En muchos entornos, añadir campos estructurados no es inmediato. Por eso, el modelo debe contemplar un modo de implementación de baja fricción.

Recomendación pragmática:

- Usar una convención fija al inicio del texto, siempre igual, por ejemplo `GAP-421` en primera posición, seguida de `ACTIVO`, `COORD`, o `CERRADO`.
- Mantener el resto en formato de checklist breve, no en párrafo libre.

Esto permite recuperación, auditoría y explotación básica sin necesidad de cambiar el software.

6.7. Protección frente a burocracia: lo que explícitamente NO debe exigirse

Para evitar que el registro mate el mecanismo:

- No exigir duplicar contenido ya existente en otros apartados de la historia.
- No exigir narrativas largas de coordinación.
- No exigir más de una "cabecera" por ventana.
- No convertir el registro en un instrumento de control punitivo, debe ser un instrumento de gobernanza y aprendizaje.

El GAP se sostiene cuando el registro hace una cosa simple: convertir coordinación y secuenciación en algo visible y recuperable, sin añadir carga desproporcionada.

7. Indicadores: lo mínimo para que el GAP sea gobernable

El anclaje en cartera y sistemas de información permite algo que en Atención Primaria suele faltar cuando se habla de coordinación: **capacidad de gobernanza**. Gobernar no es "controlar", es poder responder con evidencia interna a preguntas básicas: ¿cuándo lo activamos?, ¿con qué demora?, ¿cuánto dura?, ¿se cierra?, ¿reduce dispersión o la aumenta?, ¿a qué coste profesional?, ¿para quién funciona mejor?

Los indicadores del GAP no deben confundirse con resultados clínicos finales. Su función es más fundamental: demostrar que el mecanismo **opera como mecanismo**, es decir, que abre una ventana, intensifica coordinación de forma visible y se cierra en plazo. Sin esa base, discutir outcomes es prematuro.

7.1. Principio rector: pocos indicadores, definidos con precisión operativa

El riesgo aquí es doble:

- medir demasiado y generar burocracia,
- medir mal y generar incentivos perversos.

Por eso, el set mínimo debe cumplir tres condiciones: ser calculable con datos existentes, ser interpretable por equipos y dirección, y estar alineado con la esencia del modelo, temporalidad, coordinación explícita y cierre.

A continuación se propone un "cuadro mínimo" con definiciones operativas, y con notas de interpretación para evitar mal uso.

7.2. Indicadores de proceso, comprueban que el GAP ocurre

1) Tasa de activación GAP-XXX

- **Definición:** número de ventanas GAP-XXX activadas por periodo, por cupo, por centro o por proceso.
- **Uso correcto:** describir utilización y variabilidad entre equipos, detectar infrarregistro o sobreactivación.

- **Riesgo:** convertirlo en objetivo numérico. Si se convierte en objetivo, se activará por cumplir y se dañará legitimidad.

2) Tiempo hasta primera sincronización efectiva

- **Definición:** tiempo desde activación hasta el primer evento de coordinación documentado, no hasta la primera cita con el paciente.
- **Por qué importa:** el valor diferencial del GAP es la coordinación temprana en ventana de oportunidad, no solo "ver al paciente antes".
- **Interpretación:** si es alto, el GAP se está usando como etiqueta sin capacidad real de coordinación.

3) Tiempo hasta plan consolidado

- **Definición:** tiempo desde activación hasta la primera nota que documenta plan coherente y ruta de seguimiento, aunque sea provisional.
- **Por qué importa:** evita ventanas largas sin producto, que se convierten en dispersión intensiva.

4) Proporción de ventanas con cierre explícito

- **Definición:** % de GAP-XXX que registran "cierre" dentro del sistema.
- **Por qué importa:** sin cierre, el modelo cronifica la intensificación o la disuelve sin devolución.

7.3. Indicadores de temporalidad, confirman que la ventana está bien diseñada

5) Duración real de la ventana y cierres en plazo

- **Definición:** días entre activación y cierre, y % cerrados en la fecha prevista o dentro del rango objetivo.
- **Interpretación:**
  - muy corto puede indicar uso superficial o incapacidad de ejecutar secuencia,
  - muy largo suele indicar cronificación, falta de criterio de cierre o sustitución de carencias estructurales con "modo GAP".

6) Tasa de reapertura en 30-60 días

- **Definición:** proporción de casos reactivados poco después del cierre.
- **Interpretación:** una tasa moderada puede ser esperable en cronicidad compleja, una tasa alta sugiere que el cierre no dejó ruta clara o que el problema estructural no se resolvió, una tasa muy baja puede sugerir infradetección o barreras para reactivar cuando es necesario.

7.4. Indicadores de dispersión, estiman si se reduce carga organizativa

7) Número de contactos totales durante la ventana

- **Definición:** contactos con paciente y coordinación interna asociados al GAP-XXX.
- **Uso correcto:** contextualizar intensidad, no penalizar "tener más contactos", la pregunta es si son coherentes y productivos.

8) Número de contactos en el mes posterior al cierre

- **Definición:** contactos totales en 30 días post-cierre, comparados con periodos equivalentes pre-GAP si existe.
- **Interpretación:** si el GAP funciona, es razonable esperar menos reconsultas por incertidumbre y menos dispersión, no necesariamente menos actividad clínica necesaria.

9) Reconsulta no planificada post-ventana

- **Definición:** contacto no programado, urgencia, demanda repetida, o reentrada por el mismo motivo en periodo corto, según disponibilidad de datos.
- **Interpretación:** indicador proxy de coherencia. Si sube, puede indicar mala coordinación o cierre inadecuado.

7.5. Indicadores de carga profesional, hacen visible el coste real

10) Carga de coordinación profesional

- **Definición:** número y duración total de bloques no presenciales de coordinación usados por ventana, o por periodo.
- **Por qué importa:** sin esta métrica, el sistema creerá que la coordinación "no cuesta", y volverá a invisibilizarla.
- **Uso correcto:** dimensionar cupos GAP y justificar tiempo protegido.

11) Ratio coordinación/paciente

- **Definición:** proporción entre tiempo de coordinación y tiempo de contacto con paciente.
- **Interpretación:** no busca "minimizar coordinación", busca detectar ventanas mal diseñadas, por ejemplo excesiva coordinación sin plan, o contacto con paciente sin coordinación.

7.6. Indicadores de equidad y variabilidad, evitan que el GAP sea "según centro"

12) Variabilidad de activación y de tiempos clave entre centros/equipos

- **Definición:** dispersión estadística en tasa de activación, tiempo a sincronización y cierres en plazo entre unidades.
- **Uso:** identificar inequidad organizativa, centros que no pueden activar por falta de huecos o falta de estructura, y centros que sobreactivan por presión o por interpretación amplia.

Estos indicadores son especialmente útiles porque el GAP, por diseño, pretende reducir variabilidad injusta, no aumentarla.

7.7. Nota de gobernanza: los indicadores deben acompañarse de "medidas de equilibrio"

Para evitar que el mecanismo genere efectos secundarios, conviene incluir una o dos medidas de equilibrio, simples:

- **Impacto en actividad estándar**, por ejemplo cancelaciones o desplazamiento de citas no GAP.

- **Percepción profesional de carga**, al menos a nivel cualitativo o mediante una medida ligera periódica.

No hace falta una batería compleja. Hace falta detectar pronto si el mecanismo está consumiendo más de lo que devuelve.

7.8. Cómo usar los indicadores sin destruir el modelo

La gobernanza efectiva del GAP no se basa en rankings ni en objetivos rígidos. Se basa en ciclos de mejora:

- establecer línea base,
- observar tendencia, idealmente con gráficos de control o series temporales simples,
- ajustar cupos, reglas de agenda, criterios de activación y diseño de cierre.

El objetivo final no es "hacer muchos GAP". El objetivo es que, cuando exista ventana de oportunidad y desequilibrio carga-capacidad, el sistema pueda reorganizarse de forma explícita, medible y reversible, sin convertir la coordinación en trabajo invisible.

8. Riesgos si se implementa mal: análisis profundo y control del riesgo en el marco de Atención Primaria de Madrid

El anclaje del GAP-XXX a **cartera** y a **agenda** es condición necesaria, pero no suficiente. En un sistema complejo adaptativo como la Atención Primaria, el principal riesgo no es que "salga mal" de forma puntual, sino que el mecanismo se **deforme** en su contacto con las presiones reales del sistema, demanda, demoras, variabilidad entre centros, rotación de profesionales, incentivos implícitos de citación y métricas de actividad.

En AP-Madrid, además, la operativa se materializa en un entorno donde la agenda es el "teclado" del sistema, con funcionalidades específicas de citación, por ejemplo, acceso desde el menú Agenda a "Gestión de citas", posibilidad de cambiar el "tipo de acto" y registrar observaciones visibles en listados o dietarios.

La historia clínica y la visibilidad transversal también están condicionadas por la arquitectura corporativa, con AP-Madrid como sistema centralizado de Atención Primaria y su integración con visor de información como HORUS, lo que refuerza que un mecanismo organizativo solo es gobernable si puede representarse en los sistemas.

8.1. Enfoque de gestión del riesgo, de la "innovación" a la "capacidad organizativa"

Para que GAP-XXX sea una capacidad replicable, conviene tratar su implantación como un proceso de gestión del riesgo, no como un proyecto de buena práctica. El marco operativo puede seguir una lógica tipo ISO 31000, adaptada a AP:

1. **Contexto**: qué problema se pretende resolver, en qué servicios, con qué límites, con qué tolerancia a variabilidad.
2. **Identificación de riesgos**: cómo puede degradarse el mecanismo.
3. **Análisis**: severidad, probabilidad y detectabilidad, y sobre todo mecanismos causales.

4. **Tratamiento**: barreras preventivas, barreras mitigadoras y gobernanza mínima.
5. **Monitorización**: indicadores sencillos, auditoría razonable y aprendizaje.

El punto clave, coherente con todo el libro, es que el riesgo principal suele aparecer cuando el GAP deja de **equilibrar carga y capacidad** y pasa a redistribuir carga de forma opaca, o a crear dependencia institucional, o a convertirse en etiqueta sin cambio real.

8.2. Taxonomía de riesgos en AP-Madrid

En el marco organizativo de AP Madrid, los riesgos del GAP se agrupan bien en seis dominios:

- **Riesgos de integridad del modelo**: etiqueta sin mecanismo, cronificación, confusión con "unidad".
- **Riesgos de equidad y legitimidad**: uso como atajo, variabilidad injusta entre centros, percepción de privilegio.
- **Riesgos operativos de agenda**: bloqueo de huecos, desplazamiento de demanda estándar, colisión con reglas de citación, saturación de coordinación no presencial.
- **Riesgos de carga profesional**: coordinación no representada, sobrecarga fuera de agenda, burnout, resistencia.
- **Riesgos de información y dato**: registro inconsistente, imposibilidad de explotar actividad real, incentivos perversos.
- **Riesgos reputacionales y de gobernanza**: conflicto entre narrativa centrada en persona y experiencia real, contestación interna, pérdida de confianza.

8.3. FMEA operativo (Failure Modes and Effects Analysis) para GAP-XXX

Para profundizar, una herramienta especialmente útil aquí es un **FMEA** centrado en fallos de implantación. Propongo trabajar con escala 1 a 5 para Severidad (S), Ocurrencia (O) y Detectabilidad (D), y priorizar por RPN = S×O×D. No es matemática perfecta, pero obliga a concretar.

Modo de fallo 1, "Etiqueta sin cambio real"

- **Descripción**: se registra o se nombra "GAP-XXX" pero no se reconfigura agenda, ni se protege coordinación, ni existe ventana operativa real.
- **Causas típicas en AP**: falta de huecos protegidos, desconocimiento del patrón, miedo a "quitar" actividad estándar, presión asistencial, implantación solo documental.
- **Efectos**: frustración profesional, aumento de cinismo, el paciente no percibe coherencia, el GAP pierde credibilidad y se interpreta como burocracia.
- **Señales tempranas**: muchos "GAP activos" sin eventos de coordinación no presencial registrados, sin secuencia comprimida de contactos, sin cierre.
- **S=4, O=4, D=3, RPN=48** (alto).

Controles preventivos

- Requisito mínimo de activación, no se activa si no se han reservado, en ese mismo acto, al menos 1 bloque de coordinación y 1 contacto con paciente dentro de ventana.

128

- Plantilla de activación con "producto mínimo", qué decisión falta, qué profesionales deben sincronizarse, qué cierre se busca.

Controles detectivos

- Indicador "tiempo hasta primera sincronización documentada" y alertas si supera umbral.

Modo de fallo 2, "Rigidización y cronificación, el GAP se convierte en estructura"

- **Descripción**: la ventana se prolonga, se normaliza, se crean equipos ad hoc permanentes, o se usa como solución a carencias estructurales no temporales.
- **Causas**: ausencia de criterio de cierre, incentivos a mantener "casos complejos" dentro para proteger agenda, presión externa por resultados, miedo a devolver autonomía.
- **Efectos**: dependencia institucional, pérdida de temporalidad, aumento de inequidad, el GAP deja de ser mecanismo reversible y se vuelve una unidad de facto.
- **Señales**: duraciones medias crecientes, cierres sin plan consolidado, baja tasa de cierre explícito.
- **S=5, O=3, D=4, RPN=60** (muy alto, por baja detectabilidad si no se mide duración y cierre).

Controles preventivos

- Definir por servicio (XXX) rangos de duración esperables, por ejemplo 2-6 semanas, con excepciones justificadas.
- Cierre obligatorio como acto clínico-organizativo, con plan en tres puntos, seguimiento y señales de alarma.

Controles mitigadores

- "Revisión de ventana" en semana 2 o 3, si no hay plan consolidado, escalado a liderazgo de centro o dirección asistencial.

Modo de fallo 3, "Uso como atajo de acceso, saltar listas"

- **Descripción**: se activa GAP para obtener citas rápidas o derivaciones preferentes fuera de criterios, generando inequidad y conflicto interprofesional.
- **Causas en Madrid**: presión por demoras, cultura de "coladero" para resolver problemas de accesibilidad, falta de criterios explícitos, confusión entre ventana de oportunidad y urgencia administrativa.
- **Efectos**: ruptura de legitimidad, conflicto interno, percepción de privilegio, posible daño reputacional, y sobre todo, desplaza el GAP del terreno de complejidad real al de gestión de colas.
- **Señales**: perfiles de activación no alineados con complejidad, concentraciones por determinados profesionales, activaciones sin coordinación real, picos coincidentes con presión de agenda.
- **S=5, O=3, D=3, RPN=45** (alto).

Barreras preventivas

- Criterios de activación publicados y auditables, basados en ventana de oportunidad y desbalance carga-capacidad, no en "demora".
- Regla de trazabilidad, toda activación debe declarar motivo de ventana (alta hospitalaria, crisis, debut, descompensación funcional, fragilidad), no "no hay citas".

- Cupo máximo de huecos GAP por periodo, para que no se convierta en vía paralela.

Barreras mitigadoras

- Auditoría por muestreo de activaciones y retroalimentación no punitiva, con correcciones de criterio.

Modo de fallo 4, "Sobrecarga burocrática y efecto rebote"

- **Descripción**: el registro se vuelve largo, repetitivo, o se percibe como control, el profesional vuelve a coordinar fuera del sistema o deja de activar.
- **Causas**: plantillas excesivas, duplicidad con historia clínica, exigencias de reporte, indicadores mal diseñados.
- **Efectos**: resistencia, subregistro, pérdida de dato, deterioro de la calidad, retorno a informalidad.
- **Señales**: caídas de activación tras introducir plantillas, gran variabilidad en calidad de registro, notas "copiadas" sin contenido.
- **S=4, O=4, D=2, RPN=32** (medio-alto).

Controles

- Registro por "producto mínimo", no por relato.
- Separar tres hitos, activación, actividad, cierre, con estructura de checklist breve.
- Indicadores calculables sin pedir datos nuevos, usando lo que ya deja huella en agenda e historia.

Modo de fallo 5, "Falta de liderazgo explícito y degradación a coordinación informal"

- **Descripción**: nadie ejerce liderazgo de ventana, el GAP se convierte en suma de contactos y mensajes sin decisión integradora, y la coordinación recae de nuevo en el paciente o en el profesional más disponible.
- **Causas**: ambigüedad de roles, miedo a jerarquías, falta de designación formal, ausencia de tiempos de coordinación en agenda.
- **Efectos**: pérdida de coherencia, conflictos por expectativas, cierre difuso, aumento de carga invisible.
- **Señales**: múltiples profesionales actuando sin plan común, ausencia de "plan consolidado", cierres inconsistentes, reconsultas no planificadas post ventana.
- **S=5, O=3, D=4, RPN=60** (muy alto).

Controles preventivos

- Rol "Responsable de ventana" obligatorio al activar, no como jefe, sino como punto de coherencia que decide secuencia y cierre.
- Bloques de coordinación no presencial programables, el liderazgo sin tiempo protegido es ficción.

8.4. Bow-tie para los eventos críticos, amenazas, barreras y consecuencias

Complementando el FMEA, el **bow-tie** permite visualizar dónde deben ponerse barreras.

Evento crítico A, GAP usado como atajo de acceso

- *Amenazas*: presión por demoras, cultura de priorización informal, confusión entre complejidad y falta de huecos.
- *Barreras preventivas*: criterios explícitos, cupos limitados, trazabilidad del motivo, auditoría por muestreo.
- *Consecuencias*: inequidad, conflicto, pérdida de legitimidad.
- *Barreras mitigadoras*: revisión de casos "fuera de criterio", feedback, ajuste de reglas, transparencia interna.

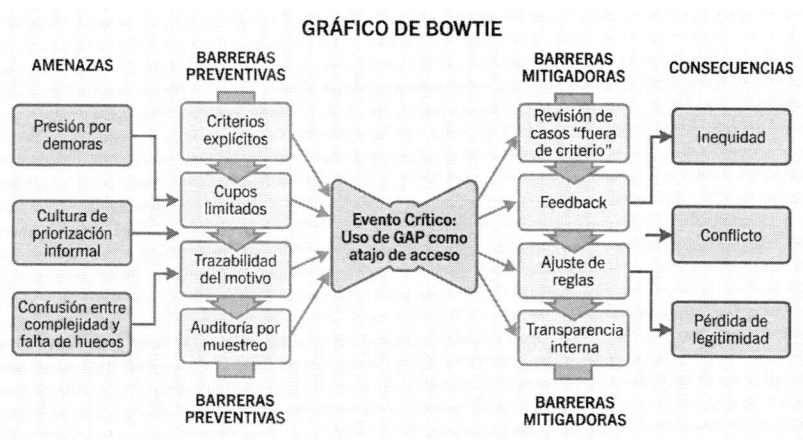

Evento crítico B, cronificación

- *Amenazas*: ausencia de cierre, miedo a soltar el caso, equipos ad hoc.
- *Preventivas*: fecha prevista de cierre al activar, revisión intermedia, definición de producto de cierre.

- *Consecuencias*: dependencia institucional, "unidad encubierta", costes acumulativos.
- *Mitigadoras*: escalado si ventana excede rango, revisión por dirección.

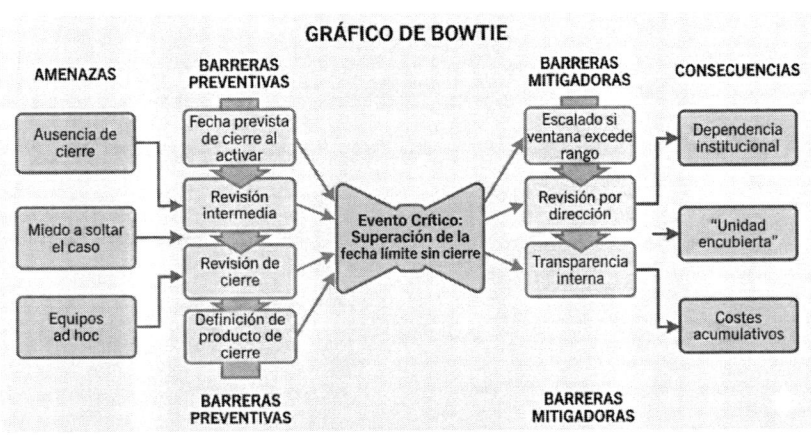

GRÁFICO DE BOWTIE

Evento crítico C, etiqueta sin mecanismo

- *Amenazas*: no hay huecos, no hay coordinación, implantación solo documental.
- *Preventivas*: "no se activa si no se agenda", patrón mínimo.
- *Consecuencias*: frustración, cinismo, abandono.
- *Mitigadoras*: cuadro de mando sencillo y corrección temprana.

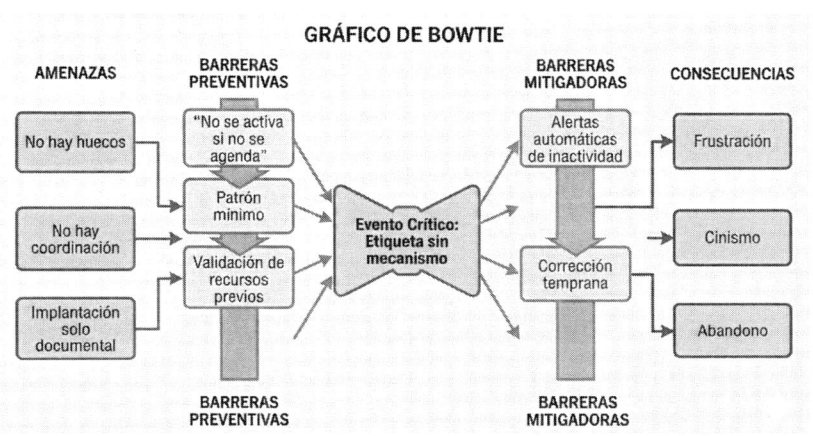

GRÁFICO DE BOWTIE

AMENAZAS | BARRERAS PREVENTIVAS | | BARRERAS MITIGADORAS | CONSECUENCIAS

No hay huecos — "No se activa si no se agenda" — Patrón mínimo — Validación de recursos previos — **Evento Crítico: Etiqueta sin mecanismo** — Alertas automáticas de inactividad — Corrección temprana — Frustración, Cinismo, Abandono

No hay coordinación

Implantación solo documental

BARRERAS PREVENTIVAS — BARRERAS MITIGADORAS

8.5. Riesgos específicos del ecosistema AP-Madrid, agenda, citación, dato y percepción

Aquí conviene ser concreto con el entorno Madrid:

1. **La agenda es un sistema de control real.** Si la activación GAP no se traduce a "Gestión de citas", tipo de acto y observaciones, no existirá como capacidad operativa.

2. **El sistema tiene lógica de trazabilidad de citados y estados.** La dinámica de "acudió/no acudió" y el acceso a consulta o historial desde agenda refuerzan que la agenda es un objeto de gestión, no un calendario personal.

3. **Interoperabilidad y continuidad.** Al existir visor e integración (AP-Madrid, HORUS), el GAP puede apoyarse en información transversal, pero también aumenta el riesgo de que un mal registro sea visible y se multiplique.

Por tanto, el diseño de barreras debe asumir que el "punto de fallo" más frecuente será siempre el mismo: **se quiere hacer coordinación, pero no se reserva tiempo ni se representa en agenda**.

8.6. Paquete mínimo de mitigación, reglas, liderazgo y auditoría razonable

Para que el control del riesgo no añada burocracia, propongo un "paquete mínimo" de mitigación, coherente con el libro:

Reglas de activación

- Motivo de ventana obligatorio (catálogo breve).
- Responsable de ventana obligatorio.
- Fecha de cierre prevista o criterio de cierre.

Reglas de agenda

- Huecos GAP asistenciales limitados y protegidos.
- Bloques de coordinación no presencial programables.
- Regla dura, no se activa si no se ha podido reservar al menos el primer bloque de coordinación.

Reglas de cierre

- Cierre explícito obligatorio, con plan consolidado y retorno a circuito estándar.

Auditoría razonable, no punitiva

- Muestreo mensual pequeño por centro o por dirección asistencial, por ejemplo 5-10 ventanas.

- Tres preguntas auditables, hubo coordinación documentada temprana, hubo plan, hubo cierre.
- Acciones correctoras, formación, ajuste de reglas, redistribución de cupos, nunca "castigo por activar".

8.7. Gobernanza del riesgo con el modelo de "tres líneas"

Sin convertirlo en jerarquía nueva, la gestión del riesgo necesita responsabilidades claras:

- **Primera línea, equipos de centro**: activación correcta, agenda, coordinación y cierre.
- **Segunda línea, dirección asistencial, calidad, continuidad**: seguimiento de indicadores, soporte, ajuste de cupos, resolución de conflictos entre dispositivos.
- **Tercera línea, auditoría interna o evaluación**: revisión periódica de integridad del modelo, especialmente equidad, cronificación y uso como atajo.

Esto evita el fallo clásico en innovaciones organizativas: cuando algo sale mal, nadie sabe quién decide, y el sistema vuelve a informalidad.

8.8. Idea final

Los riesgos descritos no son "problemas de implementación" menores. Son las formas previsibles en que un sistema complejo transforma una innovación si no se diseñan barreras simples.

En Madrid, donde la agenda y el sistema corporativo hacen de columna vertebral operativa, la seguridad del modelo no se consigue con discursos, se consigue con tres decisiones técnicas y organizativas:

1. criterios de activación trazables,
2. tiempo de coordinación representado en agenda,
3. cierre explícito con devolución a estándar.

Si estas tres piezas existen, los riesgos se vuelven gobernables. Si no existen, el GAP tenderá a convertirse, según el caso, en etiqueta vacía, atajo de acceso, o estructura cronificada, y en los tres escenarios el modelo pierde su razón de ser, cerrar la brecha sin romper el sistema.

Capítulo 11.

GAP-421: el dolor como caso de prueba, del "checklist" al mecanismo coordinado

1. Contexto del proceso asistencial

El dolor persistente es, probablemente, el proceso clínico que mejor revela la diferencia entre "tener un servicio definido" y "poder operarlo con coherencia". En la práctica, el dolor no se presenta como un episodio acotado, sino como una trayectoria que atraviesa tiempos, dispositivos y decisiones sucesivas, a menudo sin un punto claro de integración.

En la Cartera de Servicios Estandarizados de Atención Primaria de Madrid, el **Servicio 421, dolor crónico**, existe como marco formal, con criterios de inclusión explícitos. Se orienta a **personas adultas con dolor crónico no oncológico de al menos 3 meses**, que además presenten **dolor moderado o intenso** o **limitación funcional relevante** (o ambas), y define un conjunto de **Criterios de Buena Atención (CBA)** que guían el abordaje.

Este servicio, además, no se limita a "dolor musculoesquelético". Integra una lógica contemporánea de clasificación (incluyendo categorías como dolor nociplástico, entre otras) y propone un abordaje biopsicosocial medible, incorporando evaluación funcional, seguimiento y aspectos psicosociales cuando proceda.

Hasta aquí, la arquitectura formal. El problema aparece cuando pasamos del documento a la vida real: el Servicio 421 está definido, pero **su ejecución cotidiana tiende a dispersarse**. Y, cuando se dispersa, se convierte en "una suma de actos clínicos" que el paciente vive como fragmentación, y el profesional vive como arrastre.

Ahí es donde el **GAP-421** se vuelve caso índice: porque permite mostrar cómo un mismo servicio de cartera, sin añadir "más clínica", puede operar de manera distinta si se introduce un mecanismo organizativo temporal que ordene la secuencia, sincronice tiempos y convierta el CBA en una coreografía asistencial, no en una lista a cumplimentar.

2. El problema organizativo específico, cuando el CBA se degrada a burocracia

Los **Criterios de Buena Atención** son, en origen, una herramienta de calidad. El Servicio 421 define, entre otros, criterios como: clasificación del dolor y su impacto, valoración integral inicial con dimensiones clínicas y psicosociales, planificación y seguimiento semestral, actuaciones específicas en dolor musculoesquelético con medidas de adherencia y fase de cambio, e integración de intervención social cuando exista riesgo sociofamiliar.

El deterioro aparece cuando el sistema intenta ejecutar estos criterios **en modo estándar**, es decir, bajo agendas episódicas, decisiones secuenciales, dispositivos que optimizan localmente, y coordinación no protegida. En ese contexto, el CBA se transforma, sin intención, en un **checklist de cumplimiento parcial**:

- Se registra "algo" del dolor, pero sin una clasificación compartida que alinee decisiones posteriores.

- Se exploran variables psicosociales de forma oportunista, pero sin integrarlas en un plan operativo.
- Se prescribe ejercicio o educación, pero sin ventana temporal de intensificación, ni diseño de adherencia, ni revisión realista.
- Se repiten contactos, derivaciones o pruebas porque falta un momento de integración, no porque falte conocimiento.

Este fenómeno no es un fallo moral del profesional, es una propiedad emergente del diseño. En términos de complejidad, la organización intenta "resolver" un proceso no lineal con un flujo lineal.

El resultado clínico-organizativo es reconocible: **cronificación clínica más cronificación organizativa**. El paciente acumula carga (citas, decisiones, autocuidados, incertidumbre) y su capacidad para sostenerla cae. Este desequilibrio carga-capacidad está descrito de forma explícita en el modelo de complejidad centrada en la persona de Shippee y colaboradores: cuando la carga supera la capacidad, aumenta la disrupción del cuidado y se retroalimenta la complejidad.

La tesis del GAP-421 es, precisamente, que el Servicio 421 necesita un mecanismo que **equilibre esa balanza** durante una ventana temporal acotada. No para "hacer más", sino para **hacer a tiempo, con secuencia, y con cierre operativo**.

3. Qué es el GAP-421 en este capítulo: modalidad funcional temporal del Servicio 421

En coherencia con lo establecido en los capítulos previos, el **GAP-421 no es una unidad orgánica**, ni un equipo permanente, ni un circuito paralelo. Es una **modalidad funcional temporal** de operar el Servicio 421 cuando la trayectoria del dolor muestra señales de desorden organizativo.

Su función es simple de enunciar, exigente de ejecutar: **convertir los CBA del 421 en acciones coordinadas**, concentradas en una **ventana de oportunidad**, y diseñadas para permitir una **desescalada** posterior, evitando dependencia institucional.

Aquí, la "ventana" importa por dos motivos:

1. **Clínico**: hay momentos donde una intervención intensiva y coherente cambia el curso, aunque el dolor no desaparezca (por ejemplo, debut de persistencia, postcrisis, alta hospitalaria, escalada de uso del sistema).
2. **Organizativo**: si no hay temporalidad, el mecanismo se rigidiza, se burocratiza o se convierte en una vía de escape permanente, que acaba generando más desigualdad y más carga.

4. Del CBA a la acción coordinada: cómo el GAP transforma el Servicio 421

La transformación clave no es "cumplir criterios", es **orquestarlos**. El GAP-421 toma cada CBA y lo traduce a una acción con responsable, secuencia, producto y cierre.

A continuación, una lectura operacional, deliberadamente práctica, de esa traducción:

CBA 1. Clasificación y caracterización del dolor, y su impacto

En modo checklist: se registra intensidad, a veces tipo, a veces localización, con variabilidad.

En modo GAP-421: se crea una **sesión de caracterización y alineamiento**, con un producto explícito: una clasificación útil para decidir. El Servicio 421 contempla elementos como la distinción por mecanismos y la valoración de intensidad e impacto funcional.

Producto mínimo de la ventana:

- Clasificación clínica funcional del dolor (incluyendo hipótesis mecanística cuando procede).
- Impacto funcional y limitaciones priorizadas.
- Señales de alarma descartadas o redirigidas.
- Mensaje clínico común, escrito en lenguaje compartible.

CBA 2. Valoración integral inicial (clínica, funcional y psicosocial)

En modo checklist: cada profesional toma "su parte", con huecos frecuentes.

En modo GAP-421: se programa una **valoración integral concentrada**, idealmente en la misma semana, con coordinación no presencial protegida, para cerrar incertidumbre y evitar decisiones contradictorias. El Servicio 421 explicita la valoración integral, incluyendo variables psicosociales y herramientas específicas cuando procede.

Producto mínimo de la ventana:

- Diagnóstico funcional y prioridades.
- Riesgos relevantes (por ejemplo, farmacológicos si aplica).
- Perfil de carga-capacidad de la persona (qué puede sostener, qué no).
- Plan inicial, con reparto de tareas entre profesional y paciente, realista.

CBA 3. Planificación y seguimiento semestral

Este criterio es crítico, porque es donde muchos sistemas "cumplen" registrando un plan, pero no garantizan que sea operable.

En modo GAP-421: la ventana sirve para construir un **plan semestral como contrato operativo**, con dos capas:

- Capa intensiva (durante la ventana): lo que se hace ahora, con fechas y responsables.
- Capa de mantenimiento (circuito estándar): qué queda, con puntos de revisión claros.

El Servicio 421 vincula este criterio a un horizonte semestral y a la necesidad de planificar y revisar.

Producto mínimo de la ventana:

- Plan semestral con hitos, indicadores simples, y criterios de desescalada.
- Señales de reactivación del GAP (qué haría necesario reabrir ventana).

CBA 4. Actuaciones específicas en dolor musculoesquelético, adherencia y fase de cambio

Este apartado es especialmente revelador porque el propio Servicio 421 incorpora explícitamente la **fase de cambio**, y señala que la fase de preparación es, en sí misma, un periodo útil para intervenir y favorecer adherencia.

Aquí el GAP-421 conecta con la idea de ventana de oportunidad: no es solo tiempo de agenda, es tiempo motivacional y de organización.

En modo GAP-421:

- Se concentra el arranque del plan de ejercicio terapéutico y educación.
- Se diseñan barreras y adherencia como parte del acto clínico, no como "recomendación".
- Se alinea el mensaje entre medicina, enfermería y fisioterapia, evitando el clásico doble vínculo, "mueva, pero no se haga daño", "haga ejercicio, pero descanse".

Producto mínimo de la ventana:

- Prescripción de ejercicio graduado y objetivo funcional, con medida de adherencia.
- Educación terapéutica coherente, sin mensajes contradictorios.
- Registro simple del avance, centrado en función, no en visitas.

CBA 5. Intervención social cuando exista riesgo sociofamiliar

En dolor persistente, el riesgo no es un "extra", es con frecuencia parte del mecanismo de cronificación y de la sobreutilización del sistema. El Servicio 421 incluye explícitamente la necesidad de incorporar intervención social cuando proceda.

En modo GAP-421: la intervención social se integra temprano, no como derivación tardía.

Producto mínimo de la ventana:

- Plan de apoyos y barreras sociales.
- Ajuste del plan clínico al contexto real, evitando prescripciones imposibles.

5. Microcronograma operativo, ejemplo de ventana GAP-421

Sin entrar aún en el manual de activación completo (que pertenece a capítulos posteriores), este capítulo necesita mostrar "forma" sin caer en burocracia. Un ejemplo de ventana, a modo de patrón replicable:

- **Día 0**: identificación y activación (criterios organizativos, impacto, sobreuso, falta de cierre).
- **Semana 1**: caracterización y valoración integral, con coordinación no presencial protegida.
- **Semana 2 a 4**: intervención intensiva (educación, ejercicio, ajuste farmacológico si aplica, plan social si procede).
- **Semana 4 a 6**: cierre de ventana, plan semestral, criterios de desescalada, y retorno al circuito estándar.

La esencia es doble: intensificar para ordenar, y cerrar para devolver autonomía.

6. Qué cambia realmente: el CBA deja de ser "lo que hay que registrar" y pasa a ser "lo que hay que coordinar"

El punto central del GAP-421, como caso índice, es que **no añade contenido clínico nuevo**. El Servicio 421 ya contiene gran parte de lo que se considera buena práctica. Lo que añade el GAP es la capacidad organizativa de ejecutarlo como sistema:

- Mismo servicio, distinta secuencia.
- Misma cartera, distinta configuración temporal.
- Misma evaluación, pero con productos intermedios útiles, no solo casillas.

Esto es especialmente importante para gerencia: el GAP-421 permite defender que se está haciendo "más calidad con la misma arquitectura", y que el valor no viene de crear estructuras permanentes, sino de activar mecanismos temporales cuando la trayectoria lo exige.

7. Riesgos específicos del GAP-421 si se implementa mal

Si el dolor es caso índice para mostrar potencia, también lo es para mostrar riesgos:

1. **Convertir el GAP en "vía rápida" permanente**: erosiona equidad y cronifica la excepción.

2. **Confundir intensificación con sobreintervención**: más pruebas, más tratamientos, más visitas, sin mejorar función.
3. **Crear equipos ad hoc sin liderazgo explícito**: la coordinación se diluye, aparecen mensajes divergentes y el paciente percibe "más gente, menos claridad".
4. **Burocratizar el CBA**: se cumple el registro, pero no se produce alineamiento ni cierre.

Estos riesgos refuerzan lo dicho en la Parte III: temporalidad, liderazgo explícito y productos de coordinación son condiciones de seguridad del modelo, no detalles operativos.

Idea clave

El **Servicio 421** ya define qué es "buena atención" en dolor crónico. El **GAP-421** demuestra cómo esa buena atención deja de ser un checklist y se convierte en una **acción coordinada**, concentrada en una **ventana de oportunidad** y cerrada con un plan que reduce dependencia institucional, equilibra carga-capacidad y devuelve al circuito estándar un caso ordenado, aunque el dolor persista.

Capítulo 12.

Otros escenarios de aplicación

El **GAP-421** ha servido como caso índice porque el dolor persistente hace visibles, de forma casi pedagógica, las brechas del sistema. Pero sería un error interpretar el modelo GAP como una respuesta específica para el dolor. El dolor es solo uno de los lugares donde la complejidad organizativa se manifiesta con mayor nitidez.

El valor del modelo GAP es transversal. No se define por una patología concreta, sino por una forma de organizar el sistema cuando la trayectoria de una persona deja de encajar en la estructura estándar, agendas separadas, decisiones secuenciales y coordinación desplazada hacia el paciente. En este capítulo ampliamos la mirada a otros escenarios donde la lógica del GAP resulta especialmente pertinente.

Cuando la complejidad no cabe en un único dispositivo

Hay procesos asistenciales que comparten una característica: no son raros ni excepcionales, pero tampoco pueden resolverse bien desde un único servicio, una sola agenda o un flujo lineal. En estos contextos, el sistema tiende a reaccionar del mismo modo: fragmenta, deriva y distribuye la carga de integración en múltiples episodios. La persona percibe acumulación de citas y mensajes, y el profesional percibe trabajo reactivo y disperso.

El GAP no aparece porque falte conocimiento clínico. Aparece porque falta una arquitectura temporal que permita **integrar**

decisiones en el momento adecuado, dentro de una ventana acotada, para devolver después el caso al circuito estándar con un plan coherente.

GAP y fragilidad

La fragilidad no es una enfermedad. Es una condición dinámica que emerge de la interacción entre factores biológicos, funcionales y sociales. Por eso es difícil abordarla desde estructuras diseñadas para problemas acotados.

En la práctica, activa múltiples dispositivos, medicina, enfermería, trabajo social, fisioterapia, recursos comunitarios y, en ocasiones, especializada. Cada uno actúa con lógica propia, pero rara vez existe un momento de integración real. El GAP permite crear una ventana en la que se alinean valoraciones, se priorizan intervenciones con impacto en autonomía y seguridad, y se evita la sucesión de citas que no modifican la trayectoria.

GAP y pacientes neurológicos de larga evolución

En procesos como ictus, Parkinson, esclerosis múltiple o lesiones medulares incompletas, la trayectoria es prolongada y no homogénea. Periodos de estabilidad se alternan con momentos de deterioro funcional, cambios del entorno o aparición de nuevas necesidades.

Sin un mecanismo como el GAP, el sistema suele responder de forma reactiva, más consultas, más derivaciones, más pruebas, sin una sincronización real cuando la situación cambia. El GAP permite concentrar esfuerzos en momentos críticos para reajustar planes, coordinar apoyos y evitar que un empeoramiento transitorio se convierta en pérdida permanente de autonomía por desorganización del sistema.

GAP y procesos cardiometabólicos complejos

La diabetes, la insuficiencia cardíaca, la obesidad o la multi-morbilidad cardiometabólica son paradigmas de atención crónica. La complejidad no reside solo en parámetros biomédicos, sino en cómo interaccionan con el contexto vital: barreras para el ejercicio, dificultades económicas, estrés, salud mental, dolor asociado o cambios laborales.

En estos casos, el sistema puede intensificar controles sin reorganizar el abordaje global. El GAP ofrece una alternativa, reordenar temporalmente el proceso para actuar de forma integrada sobre lo clínico, lo funcional y lo conductual, con el objetivo de reconducir la trayectoria para que el seguimiento estándar vuelva a tener sentido.

Criterios transversales para activar un GAP

Más allá del diagnóstico, existen señales organizativas que sugieren pertinencia. No son criterios clínicos estrictos, son indicadores de desajuste entre la persona y la estructura del sistema:

- Uso reiterado del sistema sin cierre ni avance claro.
- Intervención simultánea de varios dispositivos sin coordinación explícita.
- Mensajes inconsistentes percibidos por la persona.
- Carga creciente sobre el paciente o su entorno para coordinar la atención.

- Sensación compartida de "hacer mucho sin cambiar nada".

El GAP no se activa porque el caso sea "difícil", sino porque la organización estándar no está ofreciendo una respuesta coherente.

Lo común a todos los escenarios

Fragilidad, neurología, cardiometabólico, dolor y otros procesos comparten un patrón: la complejidad no es solo clínica, es organizativa. El sistema sabe intervenir, pero no siempre sabe cuándo, cómo y con quién hacerlo de forma integrada.

El GAP no elimina la complejidad. La reconoce y la encuadra en un mecanismo temporal que permite al sistema adaptarse sin romperse. Este capítulo no pretende cerrar un listado definitivo. Deja abierta la identificación de nuevos contextos donde el GAP tenga sentido, siempre que se respete su lógica: temporalidad, reorganización y foco en la trayectoria de la persona.

El modelo GAP no pertenece a una patología ni a un colectivo. Pertenece a una forma distinta de entender la organización de la Atención Primaria cuando la estructura estándar deja de ser suficiente.

En la siguiente parte del libro dejaremos de hablar de procesos y empezaremos a hablar de efectos: qué cambia para la persona, para el profesional y para el gestor cuando el sistema dispone de mecanismos como el GAP, no desde la promesa, sino desde el impacto esperable.

Referencias Parte IV

Braithwaite, J., Churruca, K., Long, J. C., Ellis, L. A., & Herkes, J. (2018). When complexity science meets implementation science: A theoretical and empirical analysis of systems change. BMC Medicine, 16, 63.

Churruca, K., Pomare, C., Ellis, L. A., Long, J. C., & Braithwaite, J. (2019). The influence of complexity: A bibliometric analysis of complexity science in health care. BMJ Open, 9(3), e027308. https://doi.org/10.1136/bmjopen-2018-027308

Comunidad de Madrid, Consejería de Sanidad. (2022). Estrategia de Atención al Dolor 2027 (BVCM050712). Comunidad de Madrid.

Comunidad de Madrid, Consejería de Sanidad. (2025). Cartera de servicios estandarizados de Atención Primaria (Edición 2025). Comunidad de Madrid.

DeRosier, J., Stalhandske, E., Bagian, J. P., & Nudell, T. (2002). Using health care Failure Mode and Effect Analysis: The VA National Center for Patient Safety's prospective risk analysis system. Joint Commission Journal on Quality Improvement, 28(5), 248–267. https://doi.org/10.1016/S1070-3241(02)28025-6

Dowell, D., Ragan, K. R., Jones, C. M., Baldwin, G. T., & Chou, R. (2022). CDC Clinical Practice Guideline for Prescribing Opioids for Pain, United States, 2022. MMWR Recommendations and Reports, 71(3), 1–95.

Greenhalgh, T., & Papoutsi, C. (2018). Studying complexity in health services research: Desperately seeking an overdue paradigm shift. BMC Medicine, 16, 95.

International Electrotechnical Commission. (2018). IEC 60812:2018, Failure modes and effects analysis (FMEA and FMECA). IEC.

International Organization for Standardization. (2018). ISO 31000:2018, Risk management, Guidelines. ISO.

National Institute for Health and Care Excellence. (2021). Chronic pain (primary and secondary) in over 16s: Assessment of all chronic pain and management of chronic primary pain (NICE Guideline NG193). NICE.

Plsek, P. E., & Greenhalgh, T. (2001). Complexity science: The challenge of complexity in health care. BMJ, 323(7313), 625–628. https://doi.org/10.1136/bmj.323.7313.625

Reason, J. (2000). Human error: Models and management. BMJ, 320(7237), 768–770. https://doi.org/10.1136/bmj.320.7237.768

Stange, K. C., & Ferrer, R. L. (2009). The paradox of primary care. Annals of Family Medicine, 7(4), 293–299. https://doi.org/10.1370/afm.1023

Treede, R.-D., Rief, W., Barke, A., Aziz, Q., Bennett, M. I., Benoliel, R., … Wang, S.-J. (2019). Chronic pain as a symptom or a disease: The IASP Classification of Chronic Pain for the International Classification of Diseases (ICD-11). Pain, 160(1), 19–27. https://doi.org/10.1097/j.pain.0000000000001384

Wilson, T., Holt, T., & Greenhalgh, T. (2001). Complexity science: Complexity and clinical care. BMJ, 323(7314), 685–688. https://doi.org/10.1136/bmj.323.7314.685

PARTE V
IMPACTO REAL DEL MODELO GAP

Capítulo 13.
Qué cambia para la persona

1. Punto de partida: la experiencia antes del GAP

Para muchas personas con procesos complejos, la experiencia previa al GAP no se define tanto por la gravedad clínica aislada como por una sensación persistente de **desorden operativo**. No necesariamente porque "nadie haga nada", sino porque lo que se hace ocurre en piezas pequeñas, separadas en el tiempo y en dispositivos distintos, sin una secuencia reconocible.

La persona aprende rápido tres reglas implícitas del sistema estándar:

- **El sistema funciona por episodios**, aunque su problema se viva como trayectoria.
- **Cada profesional ve una parte**, y la integración suele quedar fuera de escena.
- **La coordinación tiene coste**, pero ese coste lo paga el paciente, repitiendo su historia, decidiendo a quién creer, gestionando citas, y sosteniendo incertidumbre.

Este punto de partida es clave para entender el impacto del modelo. El GAP no se mide solo por resultados clínicos, se mide por cómo cambia la **experiencia de cuidado**, es decir, la vivencia de coherencia, dirección y control razonable sobre el proceso.

2. Menos visitas, más sentido, menos carga

Una de las primeras diferencias perceptibles no es "menos atención", sino **menos dispersión**. En el modelo estándar, la complejidad tiende a diluirse en múltiples contactos, cada uno con una microdecisión, pero sin un momento de integración. El GAP invierte esa lógica durante una ventana limitada: concentra lo relevante, ordena la secuencia y reduce la repetición improductiva.

Para la persona, esto se traduce en cambios muy concretos:

- **Menos desplazamientos evitables**, porque se sincronizan valoraciones y decisiones clave.
- **Menos repetición narrativa**, la historia no se cuenta desde cero en cada puerta.
- **Menos fricción logística**, menos idas y vueltas, menos "esperar a ver qué dice el siguiente".
- **Menos carga de tratamiento y de coordinación**, porque el plan se diseña para que sea sostenible, no solo correcto.

Este punto conecta con el marco de "carga y capacidad": cuando la carga organizativa y terapéutica supera la capacidad real del paciente y su entorno, el sistema genera más demanda reactiva, no menos. El GAP busca equilibrar esa balanza en una ventana, para que el seguimiento estándar vuelva a ser viable.

3. Coherencia del mensaje clínico: menos contradicción, más mapa

En trayectorias complejas, la incoherencia no siempre es un error clínico. A menudo es una consecuencia de decisiones tomadas en secuencia, sin información completa y sin un espacio de alineamiento. El resultado es conocido por los pacientes: recomendaciones que no encajan, prioridades cambiantes y mensajes que obligan a elegir, como si el paciente tuviera que arbitrar entre profesionales.

El GAP cambia el modo en que se construye el mensaje. No pretende que todos digan lo mismo, pretende que el mensaje sea **compatible**, es decir, que las decisiones se tomen con perspectiva de conjunto y que, cuando hay incertidumbre, esta se comunique de forma consistente.

Para la persona, esto reduce tres cargas invisibles:

- **Carga cognitiva**, entender qué está pasando y qué toca ahora.
- **Carga emocional**, la ansiedad asociada a no saber si "se está haciendo bien".
- **Carga moral**, la sensación de tener que decidir a quién creer para no equivocarse.

La coherencia del mensaje no elimina la incertidumbre clínica, pero sí reduce la incertidumbre organizativa, que es una de las más desgastantes.

4. Recuperación de control y autonomía: la ventana tiene inicio, desarrollo y cierre

Uno de los efectos más importantes del GAP es que convierte el proceso en algo **narrable**. Antes del GAP, muchos pacientes describen el recorrido como un bucle. Con el GAP, la trayectoria adquiere forma: existe una activación, una intensificación con propósito, y un cierre que devuelve el caso al circuito estándar con un plan.

Esto tiene una implicación decisiva: la persona percibe que el sistema se moviliza cuando hace falta, pero que también sabe **desescalar**, evitando dependencia institucional. El cierre no es abandono, es devolución de autonomía con ruta clara de seguimiento y de reactivación si aparece una nueva ventana de oportunidad.

5. Confianza: no por omnipotencia, sino por previsibilidad y legitimidad

La confianza no se pierde de golpe. Se erosiona por repetición de experiencias sin sentido aparente: contactos que no cambian la trayectoria, mensajes dispares y sensación de peregrinaje. En ese contexto, aparecen conductas comprensibles, búsqueda de segundas opiniones, uso de urgencias, consultas reactivas, hiperfrecuentación.

El GAP no promete curación. Ofrece algo más básico y, a menudo, más necesario: **previsibilidad y dirección**. Para muchos pacientes, esto implica:

- menos necesidad de "probar en otro sitio" para encontrar coherencia,

- mayor tolerancia a los límites terapéuticos cuando existen,
- más capacidad para sostener el plan y colaborar con él.

6. Evidencia e indicadores de experiencia esperables

Si el GAP tiene sentido como mecanismo organizativo, su impacto para la persona debe verse en indicadores de experiencia y de uso, no solo en variables clínicas finales. Los más coherentes con el modelo son:

- **Reducción de contactos reactivas o no planificados** en periodos comparables.
- **Disminución de reconsultas por el mismo motivo sin avance**, especialmente cuando lo que se repetía era incertidumbre organizativa.
- **Mejora de la percepción de coordinación y comprensión del plan**, a través de PREMs o medidas equivalentes.
- **Reducción de urgencias evitables** en trayectorias previamente desordenadas.
- **Disminución de carga percibida**, por ejemplo, carga de tratamiento y carga de coordinación, cuando se mide.

Estos indicadores no miden "curación". Miden valor organizativo desde la perspectiva de quien vive el sistema.

7. Límites del impacto: lo que el GAP no promete

Para mantener coherencia con todo el libro, conviene explicitar límites:

- No elimina la cronicidad ni garantiza la desaparición del síntoma.
- No sustituye la incertidumbre clínica cuando esta es inherente al proceso.
- No compensa déficits estructurales severos de acceso si no existe capacidad mínima de agenda.

Lo que sí cambia es la forma en que el sistema acompaña la trayectoria, y ese cambio puede ser profundamente relevante incluso cuando el problema persiste.

Idea clave

Para la persona, el principal impacto del GAP no es "hacer menos visitas", es sentir que cada visita y cada decisión forman parte de un proceso con sentido, con un mensaje coherente y con un cierre que devuelve autonomía.

Capítulo 14.
Qué cambia para el profesional

1. Punto de partida: el desgaste invisible y el conflicto entre responsabilidad y capacidad

En la Atención Primaria real, gran parte del desgaste profesional no proviene únicamente del volumen asistencial. Proviene de una sensación persistente de **no poder trabajar bien**, aunque se sepa qué habría que hacer. No por falta de conocimiento ni de compromiso, sino porque la organización empuja a una práctica reactiva, fragmentada y con cierre difícil.

En casos complejos, el profesional longitudinal suele vivir una disonancia estructural: se le atribuye, explícita o implícitamente, responsabilidad sobre la trayectoria, pero no dispone de control real sobre tiempos, secuencias y decisiones de otros dispositivos. Ese desajuste, responsabilidad alta con capacidad limitada, es una fuente clásica de desgaste moral y pérdida de sentido.

El modelo GAP no parte de la idea de "corregir" al profesional. Parte de liberar al profesional de una carga organizativa que el sistema le transfiere cuando no dispone de mecanismos formales de adaptación.

2. Reducción del trabajo invisible: la coordinación deja de ser heroísmo

Antes del GAP, buena parte de la coordinación necesaria ocurre fuera de los circuitos formales:

- llamadas y mensajes informales,
- ajustes de agenda no registrados,
- microdecisiones "entre huecos",
- alineamientos clínicos que no cuentan como actividad.

En términos de seguridad y resiliencia, esto es trabajo real, pero invisible. El sistema funciona gracias a adaptaciones locales, pero esas adaptaciones agotan capital profesional y generan desigualdad entre centros y equipos.

El GAP no elimina la coordinación. La convierte en función explícita del sistema, con tiempo protegido, ventana definida y registro mínimo. Esto cambia la experiencia profesional de manera tangible: la coordinación deja de ser un sobreesfuerzo individual y pasa a ser una tarea reconocible, distribuida y gobernable.

3. Claridad de rol y corresponsabilidad temporal: menos soledad ante la complejidad

En modelos fragmentados, aparece con facilidad la "soledad del longitudinal": la sensación de que todo recae en quien mantiene continuidad, aunque otros intervengan. El GAP introduce un marco temporal de corresponsabilidad, no una jerarquía nueva. Durante la ventana, los roles se vuelven más claros porque existe un objetivo común de la ventana y una secuencia acordada.

Esto reduce fricción interprofesional por dos vías:

- disminuye la ambigüedad sobre "quién decide qué" dentro de la ventana,
- facilita un modelo de "responsable de ventana" como punto de coherencia, sin convertirlo en autoridad orgánica permanente.

El profesional deja de cargar con la integración como obligación tácita e imposible, y pasa a trabajar con una estructura que hace viable la integración.

4. Recuperación del sentido clínico: de apagar fuegos a intervenir con propósito

Uno de los efectos más profundos, y menos cuantificables, es la recuperación del sentido. La práctica reactiva tiende a generar decisiones defensivas, orientadas a cerrar la visita, derivar por incertidumbre o repartir el problema en episodios sucesivos. Eso erosiona identidad profesional y satisfacción por el trabajo bien hecho.

El GAP permite, durante una ventana, recuperar condiciones mínimas para la clínica con sentido:

- priorizar lo relevante frente a lo accesorio,
- integrar información dispersa antes de decidir,
- sostener un mensaje coherente,
- y cerrar con un plan que no dependa de la reconsulta reactiva.

No se trata de trabajar más lento. Se trata de trabajar con una lógica de trayectoria, aunque sea temporal, que es coherente con la práctica clínica real en casos complejos.

5. Menos fricción con agenda, menos interrupciones, menos "ruido" operativo

Cuando la coordinación no está protegida, se filtra como interrupción. El profesional paga la coordinación con microcortes de atención, cambios de contexto y tareas fuera de agenda. Esto es ineficiente, y además aumenta la sensación de saturación incluso cuando el número de citas no cambia.

Un GAP bien implantado, con agenda no presencial de coordinación y secuencias comprimidas, produce un efecto organizativo relevante: reduce parte del "ruido" operativo, es decir, ese trabajo disperso que no avanza el caso pero consume energía, porque reorganiza el esfuerzo en una ventana.

6. Evidencia e indicadores organizativos esperables

El impacto profesional puede observarse con indicadores indirectos, coherentes con el modelo:

- **Disminución de coordinación informal**, medida por aumento de coordinación registrada y reducción de tareas fuera de agenda.
- **Reducción de reconsultas reactivas** y del "arrastre" de casos que no avanzan, que suele ser un gran generador de frustración.
- **Mejora en percepción de apoyo y claridad de roles** a nivel de equipo, con herramientas ligeras de clima.

- **Reducción de carga cognitiva operativa**, menos interrupciones y menos re-trabajo por decisiones no alineadas.
- A medio plazo, si el modelo se consolida, efectos sobre **rotación, absentismo y fatiga**, aunque siempre multicausales.

Estos indicadores no "prueban" por sí solos el valor del GAP, pero son señales consistentes de que el sistema ha dejado de descargar complejidad organizativa sobre individuos.

7. Límites y riesgos: protección organizativa, no solución mágica

Para mantener credibilidad, hay que explicitar límites:

- El GAP no resuelve déficits estructurales de plantilla ni elimina la presión asistencial general.
- No sustituye la necesidad de priorización y de criterios de activación claros.
- Si se implanta como etiqueta sin tiempo protegido, o como vía paralela de acceso, aumentará frustración y conflicto.
- Si no existe liderazgo explícito de ventana, la corresponsabilidad se diluye y la coordinación vuelve a informalidad.

En ese sentido, el GAP no es una solución al burnout. Es una **medida de protección organizativa** frente a una fuente específica de desgaste: trabajar contra la organización para sostener trayectorias complejas.

Idea clave

Para el profesional, el principal impacto del GAP no es trabajar menos, es dejar de trabajar contra la arquitectura del sistema y empezar a trabajar con ella, con coordinación visible, roles claros y cierres operativos.

Capítulo 15.

Qué cambia para el gestor: sostenibilidad, supervivencia y gobernanza de la complejidad

1. Punto de partida: gestionar en un sistema ruidoso y estructuralmente insostenible

Desde la perspectiva de la gestión, la Atención Primaria se ha convertido en un sistema cada vez más difícil de gobernar no porque falten planes, sino porque **la complejidad se manifiesta como ruido**. Listas de espera que no bajan pese a aumentar el volumen de actividad. Agendas saturadas con rotación constante de citas. Derivaciones encadenadas que no cierran trayectorias. Incremento de urgencias evitables. Indicadores que mejoran en el papel sin que la experiencia real mejore en la misma proporción.

Durante años, el sistema ha respondido con un patrón que parece eficiente a corto plazo, pero que erosiona la sostenibilidad: **consultas mínimas, decisión episódica, derivación o reconsulta**. En un contexto de alta demanda y tiempos asistenciales comprimidos, este patrón se vuelve la salida natural. Pero, cuando se aplica a trayectorias complejas, se transforma en un circuito de retroalimentación:

- el tiempo corto aumenta incertidumbre,
- la incertidumbre aumenta reconsulta y derivación,
- la derivación no siempre aporta integración,
- la falta de integración genera más demanda reactiva.

Este bucle no es un fallo aislado. Es un modo de funcionamiento. Y, precisamente por eso, su consecuencia principal no es solo clínica: es **organizativa y financiera**. Consume recursos humanos, diluye la efectividad del tiempo profesional y genera una demanda que crece por desorden más que por necesidad clínica estricta.

Desde esta perspectiva, el GAP no es una "innovación bonita" ni un programa accesorio. Es una **estrategia de supervivencia**: un mecanismo organizativo para impedir que la complejidad convierta la actividad en ruido, y el ruido en desgaste, rotación y colapso operativo.

2. Sostenibilidad como criterio rector: del volumen a la capacidad real del sistema

En gestión sanitaria, la sostenibilidad rara vez se rompe de golpe. Se degrada por acumulación de pequeñas ineficiencias que el sistema normaliza. El gestor lo percibe como un fenómeno difuso: "hacemos más y estamos peor".

El modelo GAP introduce un cambio en el criterio rector: no se centra en producir más actividad, sino en **aumentar la capacidad efectiva del sistema para absorber complejidad** sin multiplicar contactos improductivos. Esto es crucial porque, en Atención Primaria, una parte significativa del consumo de agenda no está explicada por "nuevos casos", sino por la **repetición de casos que no cierran**.

La sostenibilidad, en este marco, se redefine de forma operativa:

- **Sostenible** es lo que reduce demanda reactiva futura.

- **Insostenible** es lo que mantiene el flujo hoy a costa de más demanda mañana.

El GAP actúa exactamente sobre ese punto: reconfigura temporalmente el sistema para que, en los momentos críticos, la atención produzca un plan coherente y una desescalada operativa. No busca "más intensidad siempre", busca **intensidad a tiempo** para evitar cronificación organizativa.

3. Menos ruido asistencial, más señal: gobernar lo que hoy es invisible

Uno de los problemas centrales para la gestión es que la complejidad mal gestionada se presenta como actividad indistinguible:

- más citas,
- más derivaciones,
- más contactos telefónicos,
- más "incidencias",
- más urgencias.

Todo esto aparece como producción, pero gran parte es **ruido**: trabajo generado por falta de integración y por incertidumbre organizativa. El gestor ve el síntoma, saturación, pero no siempre puede ver la causa, desorden de trayectoria.

El GAP cambia esto porque **hace la complejidad legible**. No elimina la complejidad, la concentra en una ventana identificable y trazable, con inicio y cierre. Para gestión, esto aporta tres ventajas de gobierno:

1. **Segmentación real de la demanda**: distingue demanda estructural de demanda reactiva por desorden.
2. **Trazabilidad de la coordinación**: el tiempo de coordinación deja de ser invisible y pasa a ser representable.
3. **Capacidad de aprendizaje**: permite comparar centros y equipos por patrones de complejidad, no solo por volumen.

En otras palabras, el sistema no necesariamente hace menos cosas. Hace cosas más interpretables. Y lo interpretable es gobernable.

4. Listas de espera y "casos tapón": liberar agenda resolviendo complejidad que cronifica reconsultas

La lista de espera no es solo un problema de acceso. Es, muchas veces, un indicador tardío de un fenómeno anterior: agenda ocupada por **reconsultas ineficaces** y por trayectorias que no llegan a estabilizarse.

En la práctica, los casos complejos mal integrados actúan como "casos tapón":

- generan reconsultas por falta de plan,
- acumulan episodios en distintos dispositivos,
- consumen huecos con baja capacidad de cierre,
- aumentan la presión sobre agendas de todos.

El gestor suele intentar resolverlo incrementando actividad o abriendo huecos, pero si el bucle de reconsulta permanece, la agenda se rellena de nuevo. Es el patrón clásico de "más oferta, misma saturación".

El GAP introduce una vía diferente: no aumenta capacidad creando estructuras permanentes, sino **liberando capacidad existente** al reducir la repetición improductiva. Es decir, el mecanismo no reduce listas "por decreto"; las reduce al disminuir el volumen de citas que existen porque el sistema no cerró bien una trayectoria.

Este argumento es decisivo para sostenibilidad: si una parte relevante de la agenda se consume en reconsultas evitables, cada intervención que reduzca ese fenómeno es, en realidad, una medida de ahorro de recurso humano, aunque no se presente como tal.

5. Mejor uso de agendas y recursos existentes: eficiencia sin sobredimensionar estructuras

El gestor opera con restricciones reales: plantilla limitada, presupuesto acotado y capacidad de cambio gradual. En ese marco, el atractivo del GAP es que no exige, por definición, crear una unidad nueva. Exige, en cambio, **un patrón de agenda y de coordinación** que permite intensificar durante ventanas sin cicatrizar la organización.

Desde gestión, esto se traduce en una herramienta con tres propiedades útiles:

- **Reversible**: puede activarse y desactivarse sin reorganizaciones permanentes.
- **Focalizada**: se usa para casos con señales de desajuste, no como vía paralela masiva.
- **Compatible con cartera**: se ancla a servicios existentes, evitando "innovaciones huérfanas".

En términos de sostenibilidad, esto importa porque la alternativa habitual a la saturación es sobredimensionar estructuras, lo cual es costoso y difícil de revertir. El GAP permite una lógica diferente: **capacidad adaptativa sin estructura permanente adicional**.

6. Indicadores orientados a sostenibilidad: medir reducción de demanda reactiva y mejora de capacidad efectiva

Para que el gestor pueda defender el modelo, necesita indicadores que no premien solo volumen, sino **valor organizativo**. Coherente con todo el libro, los indicadores más alineados con sostenibilidad no son los más "clínicos", sino los que muestran si disminuye la demanda generada por desorden.

Indicadores esperables, por ejemplo:

- **Reducción de reconsultas por el mismo motivo** en cohortes comparables.
- **Disminución de derivaciones sucesivas sin cambio de trayectoria**, especialmente cuando el problema era integración.
- **Aumento de cierres explícitos** de ventanas GAP dentro de plazo, señal de que el mecanismo no se cronifica.
- **Descenso de urgencias evitables** en pacientes con trayectorias previamente desordenadas.
- **Mejor previsibilidad de agenda**, menos picos reactivos y más actividad planificada.
- **Reducción de variabilidad injusta entre centros**, señal de que la coordinación deja de depender del heroísmo local.

Estos indicadores permiten al gestor argumentar en términos de sostenibilidad: no se trata de "hacer GAP", se trata de reducir el consumo de agenda por demanda reactiva.

7. Gobernanza sin ruptura: pilotaje, escalado prudente y control de riesgos

El GAP es atractivo para el gestor si puede gobernarse sin abrir una reforma estructural. Aquí el diseño previo del libro es esencial: temporalidad, anclaje a cartera y operativa en sistemas de información permiten:

- **Pilotos controlados** por servicio, por ejemplo GAP-421, con criterios claros.
- **Escalado gradual** solo cuando exista señal de valor y capacidad de agenda.
- **Control de riesgos** ya descritos, atajo de acceso, etiqueta vacía, cronificación, sobrecarga, falta de liderazgo.

En clave de sostenibilidad, esto es fundamental: el gestor no puede permitirse mecanismos que generen inequidad o que se conviertan en "vía paralela" permanente. El GAP funciona si se mantiene como herramienta excepcional dentro de un marco estándar, no como sustituto del estándar.

8. Límites del impacto: lo que el GAP no sustituye

Para mantener consistencia con el tono del libro, conviene ser explícito:

- El GAP no sustituye decisiones de financiación ni resuelve déficits crónicos de plantilla.

- No elimina la presión asistencial general.
- No compensa carencias estructurales severas de acceso si no existe capacidad mínima de agenda para proteger coordinación.

Lo que sí hace es evitar que la complejidad se convierta automáticamente en ineficiencia silenciosa. Ofrece una herramienta intermedia entre la inacción y la reforma radical: **mecanismos temporales para cerrar trayectorias que hoy taponan el sistema**.

Idea clave

Para el gestor, el GAP no es una estrategia para "hacer más con menos" en sentido retórico. Es una estrategia para hacer el sistema sostenible: reducir demanda reactiva, liberar agenda bloqueada por casos tapón y transformar actividad ruidosa en capacidad efectiva de absorción de complejidad.

Con esto se completa la Parte V: qué cambia para la persona, para el profesional y para el gestor cuando el sistema dispone de mecanismos temporales de reorganización. La tesis común es coherente: no es una promesa de curación ni una reforma estructural encubierta, es una capacidad organizativa para convivir con la complejidad sin que esta destruya la sostenibilidad.

En la siguiente parte del libro dejamos de hablar de efectos esperables y pasamos a implantación: cómo desplegar GAP sin romper el sistema, con principios prácticos, gobernanza mínima y control de riesgos desde el diseño.

Referencias Parte V

Braithwaite, J., Churruca, K., Long, J. C., Ellis, L. A., & Herkes, J. (2018). When complexity science meets implementation science: A theoretical and empirical analysis of systems change. *BMC Medicine, 16*(1), Article 63. https://doi.org/10.1186/s12916-018-1057-z

Churruca, K., Pomare, C., Ellis, L. A., Long, J. C., & Braithwaite, J. (2019). The influence of complexity: A bibliometric analysis of complexity science in healthcare. *BMJ Open, 9*(3), e027308. https://doi.org/10.1136/bmjopen-2018-027308

Deveugele, M., Derese, A., van den Brink-Muinen, A., Bensing, J., & De Maeseneer, J. (2002). Consultation length in general practice: Cross sectional study in six European countries. *BMJ, 325*(7362), 472. https://doi.org/10.1136/bmj.325.7362.472

Doyle, C., Lennox, L., & Bell, D. (2013). A systematic review of evidence on the links between patient experience and clinical safety and effectiveness. *BMJ Open, 3*(1), e001570. https://doi.org/10.1136/bmjopen-2012-001570

Greenhalgh, T., & Papoutsi, C. (2018). Studying complexity in health services research: Desperately seeking an overdue paradigm shift. *BMC Medicine, 16*(1), Article 95. https://doi.org/10.1186/s12916-018-1089-4

Irving, G., Neves, A. L., Dambha-Miller, H., Oishi, A., Tagashira, H., Verho, A., & Holden, J. (2017). International variations in primary care physician consultation time: A systematic review of 67 countries. *BMJ Open, 7*(10), e017902. https://doi.org/10.1136/bmjopen-2017-017902

Plsek, P. E., & Greenhalgh, T. (2001). Complexity science: The challenge of complexity in health care. *BMJ, 323*(7313), 625–628. https://doi.org/10.1136/bmj.323.7313.625

Reason, J. (2000). Human error: Models and management. *BMJ, 320*(7237), 768–770. https://doi.org/10.1136/bmj.320.7237.768

Shippee, N. D., Shah, N. D., May, C. R., Mair, F. S., & Montori, V. M. (2012). Cumulative complexity: A functional, patient-centered model of patient complexity can improve research and practice. *Journal of Clinical Epidemiology, 65*(10), 1041–1051. https://doi.org/10.1016/j.jclinepi.2012.05.005

Stange, K. C., & Ferrer, R. L. (2009). The paradox of primary care. *Annals of Family Medicine, 7*(4), 293–299. https://doi.org/10.1370/afm.1023

Valverde Bolívar, F. J., Pedregal González, M., Moreno Martos, H., Cózar García, I., & Torío Durántez, J. (2018). Communication with patients and the duration of family medicine consultations. *Atención Primaria, 50*(10), 621–628. https://doi.org/10.1016/j.aprim.2017.07.001

PARTE VI
IMPLANTAR SIN ROMPER

Capítulo 16.

Seguridad psicológica en equipos temporales: la condición invisible para que un GAP funcione

Principio 1. Empezar pequeño para aprender rápido

El principio

El modelo GAP no está diseñado para desplegarse de forma masiva desde el primer momento. Su lógica es experimental y adaptativa. La implantación debe comenzar con pilotajes limitados, bien definidos en alcance, población y duración.

Un GAP no se valida en abstracto, se valida en contexto. Cada organización tiene dinámicas, culturas profesionales y tensiones distintas. Empezar pequeño permite observar cómo interactúa el modelo con esa realidad concreta y ajustar el diseño sin "cicatrizar" la organización.

El riesgo si se ignora

Cuando se intenta implantar el GAP de forma amplia y simultánea, se corre el riesgo de:

- Generar confusión sobre su finalidad real.
- Activarlo en situaciones donde no aporta valor.
- Asociarlo prematuramente a sobrecarga o a "otra cosa más".
  La implantación precipitada convierte una herramienta flexible en una carga organizativa adicional y, además, aumenta la probabilidad de que el modelo se burocratice antes de demostrar su utilidad.

La recomendación práctica

Seleccionar uno o dos escenarios claros, con alta visibilidad de complejidad y profesionales motivados. Definir desde el inicio:

- Qué casos entran.
- Durante cuánto tiempo.
- Qué se espera observar.
  Un pilotaje no es un ensayo general, es un espacio de aprendizaje protegido, con margen para corregir criterios, agenda y coordinación.

Principio 2. Activar por criterios, no por voluntad individual

El principio

El GAP no debe depender de la iniciativa personal de un profesional concreto. Aunque el compromiso individual es clave, la activación ha de basarse en criterios compartidos y reconocibles.

Cuando el GAP se activa por criterios explícitos, deja de percibirse como un privilegio o una concesión informal y pasa a ser una respuesta organizativa legítima, alineada con el objetivo central del modelo, reducir ruido asistencial y sostener el sistema.

El riesgo si se ignora

Si la activación depende de quién insiste más o de quién tiene mayor capacidad de influencia:

- Se generan inequidades entre pacientes.
- Se sobrecargan siempre los mismos profesionales.
- El modelo se asocia a arbitrariedad y pierde credibilidad.

La falta de criterios claros reproduce exactamente el problema que el GAP intenta resolver, coordinación informal, costes ocultos y dependencia del heroísmo local.

La recomendación práctica

Definir pocos criterios, pero robustos. No clínicos en sentido estricto, sino organizativos:

- Uso reiterado del sistema sin avance.
- Intervención simultánea de varios dispositivos sin coordinación explícita.
- Carga evidente sobre paciente o familia.
  Los criterios no deben ser rígidos, pero sí compartidos y revisables. En implantación prudente, conviene añadir un criterio de "ventana de oportunidad", es decir, cuándo concentrar esfuerzo tiene sentido y cuándo solo aumentaría dependencia institucional.

Principio 3. Temporalidad explícita desde el inicio

El principio

Todo GAP debe nacer con fecha de caducidad. La temporalidad no es un detalle operativo, es el núcleo del modelo.
Un GAP se activa, se desarrolla y se desactiva. Su valor está en la intensificación y sincronización transitoria, no en la permanencia. La ventana existe para ordenar y reconducir la trayectoria, no para crear un circuito paralelo.

El riesgo si se ignora

Cuando la temporalidad no se explicita:

- El GAP tiende a cronificarse.
- Se confunde con una nueva unidad asistencial.

- Aparece resistencia profesional y organizativa.
  Lo que iba a ser una solución flexible se convierte en una estructura rígida más, con riesgo de inequidad, porque solo algunos casos acceden a esa "vía" de forma sostenida.

La recomendación práctica
Definir desde el inicio:

- Duración estimada del GAP.
- Objetivos de cierre, no solo de intervención.
- Criterios claros de desactivación.
  Cerrar un GAP no es fracasar. Es completar su función, devolver autonomía, reducir demanda reactiva y liberar agenda de reconsultas improductivas.

Principio 4. Evaluar pronto, aunque incomode

El principio
La evaluación temprana es una condición de supervivencia del modelo. No para justificarlo, sino para ajustarlo.
Evaluar no significa esperar resultados clínicos espectaculares.
Significa observar si:

- La experiencia del paciente mejora.
- El trabajo profesional se ordena.
- El sistema reduce ruido organizativo y demanda reactiva.
  El GAP se defiende con señales de valor organizativo, no con promesas.

El riesgo si se ignora
Sin evaluación temprana:

- El GAP se sostiene solo por narrativa.
- Se acumulan expectativas irreales.
- La organización pierde interés o confianza.
  La ausencia de datos, incluso imperfectos, deja el modelo indefenso ante la crítica y facilita su degradación a etiqueta vacía.

La recomendación práctica

Elegir pocos indicadores, pero relevantes:

- Número de contactos antes y después, distinguiendo planificados de reactivos.
- Percepción de coordinación y comprensión del plan.
- Uso de urgencias evitables en la cohorte activada.
  La evaluación debe servir para aprender, no para castigar. En esta fase conviene evaluar también la "calidad del cierre", si los GAP se desactivan a tiempo y si disminuyen las reconsultas que actuaban como tapón de agenda.

Principio 5. Cuidar el relato interno

El principio

La implantación del GAP es tanto un proceso técnico como narrativo. Cómo se explica el modelo es tan importante como cómo se ejecuta.

El relato debe ser claro: el GAP no llega para señalar fallos, sino para dar soporte a una práctica que ya existe de forma informal. Además, el relato debe anclar el modelo a su tesis de sostenibilidad, el GAP no es un lujo, es una estrategia de supervivencia para evitar que la complejidad convierta el sistema en una máquina de reconsultas y derivación infinita.

El riesgo si se ignora

Un relato mal construido activa defensas:

- Miedo a la sustitución.
- Sospecha de control encubierto.
- Resistencia pasiva.
  El modelo fracasa no por su diseño, sino por cómo se percibe. Si se percibe como burocracia adicional, se convertirá en burocracia adicional.

La recomendación práctica

Comunicar desde el inicio:

- Qué problema intenta resolver.
- Qué no va a cambiar.
- Qué se espera aprender colectivamente.
  El GAP debe percibirse como una herramienta al servicio del equipo, no como una exigencia externa. Conviene explicitar también lo que el GAP protege, tiempo clínico con sentido, coordinación reconocida y cierre de casos complejos que hoy taponan agendas.

Principio 6. Asegurar seguridad psicológica en equipos temporales

El principio

Un GAP solo funciona si, durante la ventana, profesionales de distintas disciplinas pueden opinar y disentir con rapidez. La seguridad psicológica no es "buen ambiente", es la condición para que el desacuerdo sea útil y para que el equipo detecte riesgos, contradicciones y lagunas antes de que se conviertan en reconsultas, urgencias o derivaciones evitables.

Como el GAP se apoya en equipos temporales, con jerarquías

implícitas y presión de tiempo, la seguridad psicológica debe tratarse como un requisito operativo, no como un deseo cultural.

El riesgo si se ignora

Sin seguridad psicológica, aparecen patrones previsibles:

- Planes "rápidos" pero superficiales, con cierre prematuro y baja calidad de integración.
- Silencios ante discrepancias, especialmente en profesionales con menor estatus percibido.
- Coordinación aparente, con desacuerdos que se expresan después, fuera del circuito formal.
- Aumento de errores de coherencia del mensaje, que el paciente paga con confusión y el sistema con demanda reactiva.
  El resultado es paradójico: se activa un mecanismo para reducir ruido y se genera más ruido por fallos de coordinación humana.

La recomendación práctica

Establecer mínimos de funcionamiento del equipo GAP, sencillos y repetibles:

- Un "liderazgo de ventana" explícito, temporal y funcional, que garantice turnos de voz, sintetice y cierre.
- Un brief breve al inicio, "qué buscamos en esta ventana, qué riesgos vemos, qué información falta".
- Una pregunta obligatoria antes de cerrar, "qué te preocupa de este plan", respondida por cada disciplina.
- Un debrief de cierre, "qué funcionó, qué falló, qué dejamos en circuito estándar, cuál es el criterio de reactivación".

Estas rutinas no pretenden añadir reuniones, pretenden evitar el coste oculto de no hablar a tiempo.

Idea clave

Implantar un GAP no consiste en añadir una pieza más al sistema, sino en crear las condiciones para que el sistema aprenda a reorganizarse sin romperse, con criterios claros, ventanas acotadas, evaluación temprana, un relato honesto y seguridad psicológica suficiente para disentir rápido.

Una implantación prudente necesita algo más que principios. Necesita métricas, seguimiento y capacidad de corrección. En el próximo capítulo abordaremos cómo evaluar un GAP sin traicionar su lógica, qué indicadores tienen sentido y cómo utilizarlos para mejorar, no para burocratizar, el modelo.

Capítulo 17.

Indicadores, evaluación y mejora continua: un enfoque de calidad asistencial compatible con contrato programa y EFQM

La evaluación de un GAP no debe diseñarse como un control de actividad, sino como **gestión de calidad asistencial**. Si el GAP es un mecanismo temporal para reducir ruido organizativo, cerrar trayectorias complejas y mantener la sostenibilidad del sistema, entonces su éxito debe medirse en términos de **valor**, es decir, resultados clínicos y funcionales cuando proceda, experiencia de la persona, seguridad, eficiencia operativa y aprendizaje organizativo.

Este capítulo propone un **marco de indicadores** que puede integrarse en un contrato programa mediante fichas estándar, y que encaja con la lógica EFQM al equilibrar resultados en personas usuarias, resultados en profesionales, resultados clave del sistema y desempeño de procesos. La premisa es simple: medir lo suficiente para aprender y mejorar, sin burocratizar el mecanismo.

1. Arquitectura de medición: un "cuadro de mando GAP" con cuatro dominios EFQM

Para evitar métricas inconexas, el modelo se evalúa con un cuadro de mando de cuatro dominios. Cada dominio contiene pocos indicadores, definidos de forma trazable, con periodicidad y fuente de datos.

Dominio A. Resultados en la persona (PREMs y PROMs)
Miden si el cuidado se vive como coordinado y si la trayectoria mejora en lo importante para el paciente.

Dominio B. Resultados en profesionales (condiciones de trabajo clínico viable)
Miden si el GAP reduce trabajo invisible, ordena la coordinación y protege sostenibilidad profesional.

Dominio C. Resultados clave del sistema (sostenibilidad y listas de espera)
Miden si disminuye demanda reactiva, "casos tapón" y presión sobre agendas y urgencias.

Dominio D. Desempeño del proceso GAP (fidelidad del modelo sin cronificarlo)
Miden si el GAP se activa bien, se coordina con tiempo protegido, y se cierra en plazo.

La regla de diseño es que **ningún GAP-XXX debería pilotarse con más de 10–12 indicadores** en total. El resto se reserva como "menú" opcional para madurez posterior.

2. Fichas de indicadores: núcleo mínimo recomendado (integrable en contrato programa)

A continuación se proponen indicadores listos para "ficha de contrato", con formulación estándar (definición, fórmula, fuente, periodicidad e interpretación). Están diseñados para ser transversales, y cuando aplique, se estratifican por GAP-XXX (por ejemplo, GAP-421).

Dominio D. Proceso GAP (fidelidad, temporalidad y gobernanza)

D1. Activación adecuada de GAP (por criterios)

- **Definición**: proporción de activaciones que cumplen criterios organizativos predefinidos.
- **Fórmula**: (Nº GAP activados que cumplen criterios / Nº total GAP activados) × 100.
- **Fuente**: registro GAP (plantilla de activación) y auditoría muestral.
- **Periodicidad**: mensual durante piloto, trimestral en estabilización.
- **Interpretación**: mide legitimidad y evita arbitrariedad, protege equidad.

D2. Tiempo a alineación del plan (rapidez de coordinación)

- **Definición**: tiempo desde activación GAP hasta "plan compartido validado" por el equipo.
- **Fórmula**: mediana de días (activación → plan firmado/registrado).
- **Fuente**: sellos de tiempo en sistema de información y/o plantilla GAP.
- **Periodicidad**: mensual.
- **Interpretación**: indicador crítico de ventana de oportunidad, si es alto, el GAP pierde sentido.

D3. Cierre en plazo (temporalidad real)

- **Definición**: proporción de GAP cerrados dentro del plazo definido.
- **Fórmula**: (Nº GAP cerrados ≤ plazo / Nº GAP cerrados) × 100.
- **Fuente**: registro GAP.
- **Periodicidad**: mensual/trimestral.
- **Interpretación**: protege contra cronificación y contra la conversión del GAP en circuito paralelo.

D4. Tiempo protegido de coordinación (coordinación explícita, no heroica)

- **Definición**: minutos de coordinación registrados por episodio GAP.
- **Fórmula**: media/mediana de minutos (agenda no presencial, huecos de coordinación).
- **Fuente**: agenda y codificación de acto no presencial.
- **Periodicidad**: mensual.
- **Interpretación**: no se busca "cero", se busca visibilidad y suficiencia, si es cero, suele haber coordinación informal no registrada.

Dominio C. Resultados clave del sistema (ruido, listas y sostenibilidad)

C1. Reconsultas evitables post-cierre (demanda reactiva)

- **Definición**: reconsultas por el mismo motivo en los 30–60 días tras el cierre del GAP.
- **Fórmula**: Nº reconsultas por motivo índice / Nº GAP cerrados (o por 100 GAP).

- **Fuente**: episodios y motivos en historia clínica.
- **Periodicidad**: trimestral (necesita ventana de observación).
- **Interpretación**: mide si el cierre fue operativo y si se redujo el "bucle".

C2. Uso de urgencias evitables en cohorte GAP

- **Definición**: proporción de pacientes con al menos 1 urgencia evitable durante ventana GAP y 30 días posteriores.
- **Fórmula**: (N° pacientes con urgencia evitable / N° pacientes con GAP) × 100.
- **Fuente**: registros de urgencias y criterios de evitabilidad acordados.
- **Periodicidad**: trimestral.
- **Interpretación**: no penaliza complejidad, evalúa orden y anticipación.

C3. Derivación sucesiva sin cambio de trayectoria

- **Definición**: derivaciones repetidas relacionadas con el mismo problema, sin modificación del plan.
- **Fórmula**: N° casos con ≥2 derivaciones por motivo índice / N° GAP.
- **Fuente**: derivaciones registradas.
- **Periodicidad**: trimestral.
- **Interpretación**: identifica "derivación infinita" como señal de fallo organizativo.

C4. Impacto en "casos tapón" y listas de espera internas

- **Definición**: reducción del porcentaje de huecos ocupados por reconsultas repetidas en pacientes complejos del cupo/equipo.
- **Fórmula**: (Reconsultas repetidas / total citas) antes vs después, en cohortes comparables.
- **Fuente**: explotación de agenda.
- **Periodicidad**: semestral (señal de sistema).
- **Interpretación**: indicador de sostenibilidad y liberación de capacidad efectiva.

Dominio A. Resultados en la persona (PREMs y PROMs)

Aquí se incorpora explícitamente la mejora propuesta: el éxito del GAP no es solo biométrico, es experiencial y funcional.

A1. PREM de coordinación percibida (núcleo)

- **Definición**: porcentaje de pacientes que reportan coordinación adecuada del cuidado en su GAP.
- **Instrumento sugerido**: 1 ítem 0–10 o Likert 1–5, por ejemplo, "Siento que mi atención ha estado coordinada entre profesionales".
- **Fórmula**: % con puntuación ≥ umbral (p. ej., ≥8/10 o "de acuerdo/muy de acuerdo").
- **Fuente**: encuesta breve al cierre del GAP, digital o telefónica.
- **Periodicidad**: continua, reporte mensual/trimestral.

- **Interpretación**: indicador central del modelo, porque mide la brecha que el GAP pretende cerrar.

A2. PREM de comprensión del plan y punto de contacto

- **Definición**: porcentaje que responde afirmativamente a dos preguntas clave:
  1. "Entiendo el plan acordado",
  2. "Sé a quién contactar si hay un empeoramiento".
- **Fórmula**: % "sí" en ambos ítems.
- **Fuente**: encuesta breve post-cierre.
- **Periodicidad**: mensual/trimestral.
- **Interpretación**: mide coherencia del mensaje y reduce incertidumbre organizativa.

A3. PROM genérico de salud/función (núcleo transversal)

- **Definición**: cambio pre–post GAP en un PROM breve y transversal.
- **Instrumento sugerido**: PROMIS Global Health, EQ-5D-5L, o escala breve de función percibida según disponibilidad.
- **Fórmula**: diferencia media/mediana (post-cierre − basal).
- **Fuente**: registro en activación y cierre.
- **Periodicidad**: trimestral.
- **Interpretación**: no exige "mejora espectacular", busca reconducir trayectoria.

A4. PROM específico por GAP-XXX (menú)

- **Definición**: cambio en PROM clínicamente relevante para el servicio concreto, por ejemplo, dolor-interferencia y función en GAP-421, disnea/limitación en cardiometabólico, movilidad y participación en fragilidad.
- **Fórmula**: cambio pre–post y % que alcanza mejora mínima clínicamente importante cuando esté definida.
- **Fuente**: historia clínica/plantilla.
- **Periodicidad**: trimestral.
- **Interpretación**: evita medir lo mismo en todos los GAP, respeta contexto clínico.

Dominio B. Resultados en profesionales (viabilidad y sostenibilidad del trabajo)

B1. Carga de coordinación no reconocida (trabajo invisible)

- **Definición**: proporción de coordinación realizada dentro de tiempos protegidos frente a coordinación informal.
- **Fórmula**: Nº actos de coordinación registrados / estimación total de coordinación (registro + auditoría muestral).
- **Fuente**: agenda y revisión cualitativa breve.
- **Periodicidad**: trimestral.
- **Interpretación**: si baja, el GAP se sostiene por heroísmo y se vuelve insostenible.

B2. Claridad de rol y apoyo del equipo (pulso breve)

- **Definición**: puntuación media en 2–3 ítems breves, por ejemplo:
  - "Tuve claridad de rol en este GAP",
  - "Pude expresar discrepancias con seguridad",
  - "El plan fue compartido".
- **Fórmula**: media/mediana y % ≥ umbral.
- **Fuente**: encuesta interna breve tras cierre.
- **Periodicidad**: mensual/trimestral.
- **Interpretación**: conecta con seguridad psicológica y rendimiento de equipos temporales.

3. Integración operativa en contrato programa: cómo se "enchufa" sin crear burocracia

Para integrarlo en contrato programa sin generar rechazo, la recomendación es estructurar el paquete de indicadores en dos niveles:

Nivel 1, obligatorio y mínimo (6–8 indicadores)
D2, D3, C1, C2, A1, A2, y un PROM (A3) si hay capacidad de captura.

Nivel 2, madurez (4–6 indicadores opcionales)
D1, D4, C3, C4, B1, B2, y PROM específico (A4) según GAP-XXX.

Además, deben definirse tres reglas de gobernanza típicas de calidad:

- **Regla de no penalización**: los indicadores se usan para mejora, no para castigo individual.

- **Regla de comparabilidad**: siempre estratificar por complejidad y por GAP-XXX, evitando comparar peras con manzanas.
- **Regla de integridad del dato**: auditoría ligera de una muestra mensual para evitar "etiqueta vacía".

4. Mejora continua EFQM: ciclo de revisión y decisiones

La medición solo aporta valor si conduce a decisiones. En un enfoque EFQM, la mejora se operacionaliza con un ciclo estable:

1. **Revisión temprana** (2–4 semanas de piloto): ¿se activa bien?, ¿hay tiempo protegido?, ¿se cierra?
2. **Revisión de cierre**: ¿hubo plan compartido?, ¿qué falló?, ¿qué se repite?
3. **Revisión diferida** (30–60 días): reconsultas, urgencias evitables, experiencia.

Cada revisión debe acabar en decisiones explícitas a nivel de equipo y de gestión:

- continuar igual,
- ajustar criterios/agenda/roles,
- limitar el uso,
- escalar con prudencia a otro escenario.

5. Riesgos de medición mal diseñada: cuando el indicador destruye el modelo

Un sistema de indicadores puede dañar el GAP si induce conductas defensivas. Los riesgos más típicos son:

- **Optimización local**: cerrar rápido para cumplir D3 sin asegurar calidad de cierre, lo que aumenta C1.
- **Selección adversa**: activar solo casos "fáciles" para mejorar métricas.
- **Burocratización**: aumentar registro sin utilidad, erosionando sostenibilidad.
- **Ceguera experiencial**: medir solo actividad y biometría, ignorando PREMs/PROMs, y por tanto ignorando la brecha real.

Por eso, los PREMs y PROMs no son un añadido "humanista". Son una protección metodológica: aseguran que el éxito del GAP se mida en lo que el modelo promete, coordinación real y trayectoria con sentido.

Idea clave

La evaluación del GAP no es un examen del equipo. Es un sistema de calidad para sostener la supervivencia de la Atención Primaria: medir reducción de ruido, mejora de coordinación percibida y reconducción de trayectorias complejas, con indicadores integrables en contrato programa y coherentes con EFQM.

En el capítulo siguiente abordaremos lo que suele ser más difícil que medir: **delimitar alcance y reconocer límites**, es decir, qué problemas no debe prometer resolver el GAP, y qué riesgos emergen cuando se implanta sin gobernanza.

Capítulo 18.

Lo que el modelo GAP no puede resolver

El modelo GAP se ha presentado a lo largo del libro como un mecanismo organizativo temporal para cerrar una brecha estructural: la distancia entre trayectorias complejas y una arquitectura asistencial diseñada para episodios y agendas parciales. Su promesa es deliberadamente concreta: **reorganizar la interacción entre dispositivos durante una ventana limitada para producir coherencia, reducir ruido y evitar cronificación organizativa**.

Precisamente por esa concreción, el GAP tiene límites. Este capítulo no es un apéndice defensivo, es una condición de madurez del modelo. En gestión sanitaria, pocas cosas dañan más una intervención que pedirle lo que no puede dar. Delimitar alcance protege al paciente, al profesional y a la propia organización.

1. Límites estructurales: el GAP no compensa déficits de sistema

Un GAP puede ordenar complejidad, pero no puede sustituir decisiones estructurales. Si el sistema opera con insuficiencia crónica de recursos, ratios inadecuadas, infrafinanciación persistente o marcos normativos rígidos que impiden ajustar agendas y tiempos, el GAP no "arregla" esas condiciones. Como mucho, las hace visibles antes, porque al intentar coordinar se evidencia el límite real de capacidad.

Hay una confusión frecuente que conviene evitar: interpretar el GAP como una vía para "hacer más con menos" indefinidamente. El GAP puede mejorar sostenibilidad reduciendo demanda reactiva, pero **no puede convertir una falta estructural de capacidad en capacidad real**. Cuando se le exige eso, el modelo se convierte en una capa de presión adicional sobre equipos ya al límite, exactamente lo contrario de su propósito.

La consecuencia práctica de este límite es clara: si un territorio o un centro está en situación de saturación extrema sin margen de coordinación mínima, el primer objetivo no es "activar más GAP", sino **recuperar capacidad basal**. El GAP es una herramienta de organización, no una política de dotación.

2. Liderazgo y gobernanza: el GAP no decide, no prioriza y no protege por sí mismo

El GAP reorganiza, pero no gobierna. No define prioridades políticas, no resuelve conflictos entre servicios, no adjudica recursos, no corrige inequidades territoriales y no toma decisiones estratégicas sobre cartera o financiación. Su eficacia depende de que exista un mínimo de gobernanza que habilite tres cosas:

- **criterios compartidos de activación**, para evitar arbitrariedad e inequidad,
- **capacidad real de ajustar agendas y tiempos**, aunque sea de forma limitada,
- **respaldo explícito** para reconocer coordinación como trabajo legítimo.

Si esto no ocurre, el GAP tiende a degradarse hacia su forma informal previa: coordinación fuera de circuito, sostenida por voluntarismo y concentrada en siempre los mismos perfiles. En ese escenario, el modelo no fracasa por su concepto, fracasa por ausencia de condiciones de posibilidad.

En coherencia con lo desarrollado en los capítulos previos, esto no implica crear nuevas jerarquías permanentes. Implica asumir que todo mecanismo temporal necesita un **liderazgo de ventana** y un respaldo de dirección suficiente para que la temporalidad y el cierre sean reales.

3. Riesgos de mala implementación: cuando el GAP se convierte en lo que pretendía evitar

La mayor amenaza para el GAP no es la crítica externa, es la distorsión interna. Hay patrones de implementación que anulan el valor del modelo y, además, empeoran el sistema:

- **Etiqueta sin reorganización**: se registra "GAP" sin cambiar secuencia, coordinación ni agenda. Produce burocracia sin beneficio.
- **Activación sin criterios**: el GAP se activa por insistencia, por presión o por afinidad, generando inequidad y deslegitimación.
- **Cronificación**: el GAP se prolonga y se convierte en circuito paralelo, exactamente lo que la temporalidad pretendía impedir.
- **Unidad encubierta**: se interpreta como dispositivo asistencial permanente y se le atribuyen competencias que no corresponden.
- **Derivación selectiva**: se usa como filtro o canal de derivación sin integrar decisiones, desplazando la carga en lugar de cerrarla.

Estos fallos tienen un efecto común: convierten un mecanismo para reducir ruido en un generador de ruido. Por eso, en el enfoque de calidad del capítulo anterior, no basta con medir resultados, hay que medir **fidelidad al modelo**, por ejemplo, cierre en plazo, tiempo a plan compartido y coordinación registrada.

4. Cultura organizativa y seguridad psicológica: el modelo no sustituye las condiciones humanas del trabajo en equipo

El GAP depende de interacciones. Y las interacciones dependen de cultura. En entornos donde predomina desconfianza, control punitivo, penalización del error o jerarquías que bloquean la discrepancia, el GAP tiende a comportarse de forma defensiva: planes superficiales, cierre prematuro, coordinación aparente y desacuerdos desplazados a canales informales.

En equipos temporales, esto se agrava. Si no existe seguridad psicológica suficiente para que profesionales de distintas disciplinas discrepen rápido, se pierde la principal ventaja del GAP: alinear mensajes y decisiones en una ventana corta. El resultado es predecible: el paciente percibe incoherencia y el sistema paga en reconsultas y urgencias evitables.

El GAP puede introducir rutinas que favorezcan aprendizaje y conversación clínica honesta, pero **no puede imponer por sí solo una cultura**. Puede, eso sí, actuar como palanca, haciendo visibles los puntos donde la cultura bloquea la coordinación y ofreciendo un marco para trabajarlos sin culpabilización.

5. Alcance y selectividad: no todo debe organizarse como un GAP

Un sistema maduro no se define solo por lo que hace, sino por lo que decide no hacer. Activar GAP de forma indiscriminada banaliza el mecanismo y lo transforma en sobrecarga. El GAP es una herramienta para un patrón concreto: desajuste entre trayectoria compleja y estructura estándar, con señales organizativas claras (ruido, reconsultas, múltiples dispositivos sin integración, carga de coordinación sobre paciente o familia).

Cuando se activa fuera de ese patrón, el modelo pierde su capacidad de generar valor: no reduce ruido, solo añade estructura. Por eso, la selectividad no es un freno, es una protección del propio modelo. Decir "no es un caso GAP" es una decisión de calidad, no una negativa asistencial.

Idea clave

El GAP no es una promesa universal. Es una herramienta honesta para organizar mejor la complejidad dentro de límites claros: no sustituye recursos, no reemplaza liderazgo, no corrige cultura por decreto y no debe activarse indiscriminadamente. Su valor se mantiene cuando se aplica con gobernanza, temporalidad real, fidelidad al modelo y criterios de selectividad.

Con este capítulo se cierra la parte operativa de implantación. En el epílogo volveremos al sentido de fondo del libro: no como eslogan, sino como decisión estructural, por qué reorganizarse alrededor de la persona no es una consigna ética, es un requisito de sostenibilidad y calidad asistencial en un sistema complejo.

Referencias Parte VI

Benson, T. (2020). *Measure what we want: A taxonomy of short generic person-reported outcome and experience measures (PROMs and PREMs). BMJ Open Quality, 9*(1), e000789. doi:10.1136/bmjoq-2019-000789

Black, N. (2013). Patient reported outcome measures could help transform healthcare. *BMJ, 346*, f167. doi:10.1136/bmj.f167

Edmondson, A. (1999). Psychological safety and learning behavior in work teams. *Administrative Science Quarterly, 44*(2), 350–383. doi:10.2307/2666999

Edmondson, A. C., & Lei, Z. (2014). Psychological safety: The history, renaissance, and future of an interpersonal construct. *Annual Review of Organizational Psychology and Organizational Behavior, 1*, 23–43. doi:10.1146/annurev-orgpsych-031413-091305

EFQM. (2019). *The EFQM Model* (versión 2020). Brussels, Belgium: EFQM.

Frazier, M. L., Fainshmidt, S., Klinger, R. L., Pezeshkan, A., & Vracheva, V. (2017). Psychological safety: A meta-analytic review and extension. *Personnel Psychology, 70*(1), 113–165. doi:10.1111/peps.12183

King, H. B., Battles, J., Baker, D. P., Alonso, A., Salas, E., Webster, J., Toomey, L., & Salisbury, M. (2008). TeamSTEPPS™: Team strategies and tools to enhance performance and patient safety. En K. Henriksen, J. B. Battles, M. A. Keyes, & M. L. Grady (Eds.), *Advances in patient safety: New directions and alternative approaches* (Vol. 3: Performance and tools). Agency for Healthcare Research and Quality.

Kingsley, C., & Patel, S. (2017). Patient-reported outcome measures and patient-reported experience measures. *BJA Education, 17*(4), 137–144. doi:10.1093/bjaed/mkw060

Nembhard, I. M., & Edmondson, A. C. (2006). Making it safe: The effects of leader inclusiveness and professional status on psychological safety and improvement efforts in health care teams. *Journal of Organizational Behavior, 27*(7), 941–966. doi:10.1002/job.413

O'Donovan, R., & McAuliffe, E. (2020). A systematic review of factors that enable psychological safety in healthcare teams. *International Journal for Quality in Health Care, 32*(4), 240–250. doi:10.1093/intqhc/mzaa025

Epílogo.

Este libro empezó con una escena que, por habitual, ya casi no se nombra. En Atención Primaria, cuando un caso se desborda, el sistema cambia de forma. No por diseño, sino por necesidad. Las agendas se fuerzan, aparecen llamadas informales, se adelantan citas, se coordina "cuando se puede". Durante un tiempo breve pero intenso, la organización se reordena alrededor de una persona concreta. Después, cuando el caso se estabiliza o el margen profesional se agota, el sistema vuelve a su forma habitual: dispositivos desconectados, tiempos que no coinciden, responsabilidades parciales.

Lo importante no es que esto ocurra. Lo importante es que ocurre de manera sistemática, predecible y transversal. Es una propiedad emergente de un sistema que, ante cierta complejidad, sabe intuitivamente lo que necesita hacer, pero no dispone de un mecanismo legítimo, explícito y compartido para hacerlo sin coste oculto.

Ese espacio es el GAP. Un hueco, una brecha, y a la vez una respuesta.

Del eslogan al diseño: "la persona en el centro" como arquitectura operativa

Durante años, "poner a la persona en el centro" ha sido una frase repetida con solemnidad institucional. El problema no es su valor. El problema es su traducción. Un principio ético no cambia una organización si no se convierte en un mecanismo de trabajo. Y una organización no se vuelve centrada en la persona porque lo declare, sino porque su arquitectura permite que, cuando la trayectoria se complica, el sistema pueda reorganizarse sin depender del heroísmo individual.

En un sistema complejo, la coherencia global no se consigue optimizando partes por separado. Se consigue diseñando interacciones. Por eso, la unidad de análisis real no es la consulta aislada, ni el dispositivo, ni el episodio. Es la trayectoria.

El modelo GAP se formuló para actuar justo ahí. No como una innovación asistencial, ni como un nuevo dispositivo, ni como una unidad orgánica, sino como una **modalidad funcional temporal**: un mecanismo que reconfigura durante una ventana limitada la interacción entre agendas, dispositivos y profesionales, para que la atención se organice alrededor de una persona y su situación, y no alrededor del esquema estándar.

La brecha que importa: carga y capacidad

Una de las ideas que atraviesa esta nueva narración es que muchas crisis de Atención Primaria no son, en primera instancia, crisis clínicas. Son crisis de equilibrio. La complejidad aumenta la carga, no solo en síntomas o diagnósticos, sino en trabajo de coordinación, toma de decisiones, gestión de incertidumbre y sostenimiento del plan en un contexto de vida real. La capacidad del sistema, en cambio, está modulada por agendas, tiempos, disponibilidad profesional, accesibilidad y coherencia del mensaje.

Cuando la carga supera a la capacidad, el sistema genera ruido: reconsultas, derivaciones sucesivas, urgencias evitables, listas de espera que se cronifican, desgaste profesional. El paciente lo vive como cansancio y desorden. El profesional lo vive como trabajo reactivo y sensación de no poder hacer bien su trabajo.

El gestor lo vive como una paradoja: más actividad, menos control real.

El GAP se propuso como mecanismo de equilibrio. No porque elimine carga, sino porque **aumenta capacidad efectiva** cuando importa: concentrando decisiones relevantes, sincronizando agendas, alineando mensajes y cerrando ventanas con un plan que permita desescalar. No promete milagros clínicos. Promete orden donde antes había dispersión.

Temporalidad: la herramienta menos intuitiva y más potente

Este libro insistió en algo que parece contraintuitivo: ante problemas crónicos, no siempre hay que crear estructuras permanentes. Lo que desborda al sistema no es únicamente la duración, sino la intensidad mal distribuida en el tiempo. Hay picos, fases y ventanas críticas. Cuando el sistema no distingue fases, responde dispersando complejidad: más contactos, más pasos, más fricción. Paradójicamente, más carga total.

La temporalidad del GAP no es una concesión. Es una garantía. Protege al sistema de cicatrizarse con nuevas rigideces, protege al paciente de la dependencia institucional y protege al equipo de la cronificación del sobreesfuerzo. Activar y cerrar no es un detalle técnico: es el núcleo del modelo.

Anclaje y legitimidad: GAP-XXX como lenguaje común

Un modelo organizativo no escala si no se puede leer. Por eso, el anclaje a cartera no es burocracia, es gobernanza. El concepto GAP-XXX traduce una idea organizativa en una herramienta reconocible para sistemas de información, planificación y evaluación. Vincular cada GAP a un servicio existente protege límites, evita confusiones y permite aprendizaje replicable.

Esto se vio con claridad al aterrizar en el caso índice GAP-421. El dolor persistente no se eligió por ser un problema "especial", sino porque muestra las costuras del sistema. Su valor pedagógico es que obliga a diferenciar entre hacer cosas y cambiar trayectorias. El GAP, en ese ejemplo, transforma criterios de buena atención en acciones coordinadas dentro de una ventana, no en una checklist sin impacto.

La sostenibilidad como marco: del ruido a la señal

En esta versión del libro, el modelo GAP dejó de presentarse como una mejora opcional y se formuló como estrategia de sostenibilidad. El patrón de consulta mínima y derivación infinita no es solo clínicamente pobre en trayectorias complejas, es organizativamente insostenible. Genera actividad, pero gran parte es ruido.

La tesis es sobria: los casos complejos mal integrados taponan agendas. Reducir la repetición improductiva no es solo mejorar experiencia, es liberar capacidad. Por eso, el gestor no necesita creer en un relato. Necesita señales. Y el libro propuso un enfoque de calidad asistencial: indicadores integrables en contrato programa, alineables con EFQM, con PREMs y PROMs como núcleo, porque lo que el GAP promete no es un número aislado, sino coordinación percibida, comprensión del plan y trayectoria con sentido.

Medir no para castigar, sino para aprender. Evaluar pronto, ajustar, decidir. Continuar, limitar, rediseñar o detener. La mejora continua no es un ritual, es una forma de gobernar la complejidad sin convertir el modelo en burocracia.

La condición humana del modelo: seguridad psicológica y liderazgo de ventana

Una de las incorporaciones decisivas de esta nueva narración fue reconocer que un GAP no solo reorganiza agendas, reorganiza interacciones. Y ninguna interacción interprofesional temporal funciona si el desacuerdo está penalizado. En equipos de ventana, con presión de tiempo y jerarquías implícitas, la seguridad psicológica es una condición de seguridad clínica y de calidad. Permite preguntar, admitir incertidumbre y disentir rápido, antes de que la discrepancia se convierta en incoherencia para el paciente y en demanda reactiva para el sistema.

El GAP no crea jerarquías nuevas, pero exige liderazgo explícito. No un liderazgo de control, sino un liderazgo de facilitación: asegurar voz distribuida, cierre trazable, criterios claros y desactivación en plazo. Sin ese liderazgo, el modelo vuelve a caer en el patrón que pretendía superar: voluntarismo, informalidad y desgaste.

Los límites: madurez, no debilidad

Este libro también tomó una posición explícita: el GAP no puede resolver déficits estructurales de dotación, financiación o normativa. No sustituye decisiones de alto nivel. No transforma cultura por decreto. No debe activarse indiscriminadamente. Decir esto no es rebajar el modelo. Es protegerlo. En sanidad, los modelos fracasan menos por falta de potencia que por exceso de promesa.

El GAP es una herramienta honesta. Su valor no está en ser universal, sino en ser aplicable allí donde hay un patrón reconocible: trayectoria compleja, múltiples dispositivos, descoordinación, carga trasladada al paciente y ruido organizativo. Allí donde el problema es organizativo además de clínico, la reorganización temporal tiene sentido.

Volver al principio: cerrar la brecha sin romper la estructura

Al final, el argumento de fondo es sencillo. El sistema ya sabe reorganizarse alrededor de la persona cuando la complejidad lo exige. Lo hace de forma informal, desigual y costosa. El modelo GAP no inventa ese comportamiento. Lo formaliza. Le pone límites. Le da legitimidad. Lo convierte en una modalidad funcional temporal, evaluable, replicable y gobernable.

Cerrar la brecha no es un gesto humanista. Es una decisión estructural. Es elegir que, cuando la carga supere la capacidad, el sistema no delegue la coordinación en el paciente ni en el heroísmo profesional, sino que disponga de un mecanismo explícito para reequilibrar la balanza y volver después al funcionamiento estándar sin cicatrizar.

Si hay una idea que merezca quedarse como cierre, es esta:

La Atención Primaria no necesita más discursos sobre la centralidad de la persona. Necesita mecanismos que la hagan operativa cuando la complejidad desborda las agendas. El GAP es uno de esos mecanismos. No promete un sistema perfecto. Propone un sistema que aprende a reorganizarse sin romperse.

Glosario de Términos

A

Acto no presencial (coordinación no presencial)
Interacción profesional registrada sin presencia física del paciente, orientada a coordinación clínica, revisión de información, alineación del plan, contacto telefónico o telemático. En el modelo GAP se utiliza como tiempo protegido para coordinación explícita, evitando trabajo invisible.

Activación (de un GAP)
Decisión formal de iniciar un GAP para un caso concreto, basada en criterios organizativos y de trayectoria, no en voluntad individual. Implica abrir una ventana temporal y registrar inicio, objetivos y responsables.

Agendas (sincronización de agendas)
Ajuste deliberado y temporal de tiempos y citas entre profesionales y dispositivos para concentrar valoraciones y decisiones relevantes en una ventana, reduciendo dispersión y reconsultas improductivas.

Anclaje a cartera (GAP-XXX)
Vinculación explícita del GAP a un servicio existente de la cartera de servicios, identificado por un código "XXX". Garantiza coherencia, límites, registrabilidad y gobernanza sin crear unidades nuevas.

B

Brecha (gap) organizativa
Distancia entre el discurso de atención centrada en la persona y la arquitectura real del sistema, que opera por dispositivos, agendas parciales y flujos fragmentados. Es el "hueco" que el modelo GAP reconoce y aborda.

C

Carga vs. capacidad (equilibrio carga-capacidad)
Marco conceptual que interpreta la sostenibilidad del cuidado como equilibrio entre la carga que soporta una persona y su red, y la capacidad del sistema y del entorno para absorberla. El GAP actúa como mecanismo para reequilibrar temporalmente cuando la carga desborda la capacidad.

Cartera de servicios
Conjunto codificado de servicios que ordena, planifica y evalúa la actividad asistencial. Aporta estabilidad y comparabilidad. El modelo GAP no compite con la cartera, se apoya en ella para existir y ser gobernable.

Caso índice
Proceso o condición usada como ejemplo paradigmático para mostrar brechas del sistema y demostrar el valor de un mecanismo organizativo. En el libro, el dolor persistente se usa como caso índice (GAP-421).

Cierre (de un GAP)
Finalización formal del GAP en la fecha o con los criterios previstos, dejando al paciente en circuito estándar con un plan compartido, criterios de seguimiento, señales de alarma y punto

de contacto. Cerrar no es fracasar, es completar la función del mecanismo.

Coherencia del mensaje clínico

Consistencia del relato y las recomendaciones entre profesionales y dispositivos implicados. Es un objetivo central del GAP, porque reduce incertidumbre organizativa y demanda reactiva.

Complejidad organizativa

Complejidad derivada de interdependencias entre dispositivos, agendas, decisiones y responsabilidades parciales. Puede existir incluso cuando el problema clínico es "conocido". El GAP se orienta a esta dimensión.

Contrato programa

Instrumento de planificación y evaluación de objetivos y resultados de organizaciones o unidades. En el modelo GAP, los indicadores se diseñan para ser integrables en contrato programa sin inducir burocratización.

D

Demanda reactiva

Uso del sistema impulsado por desorden, incertidumbre o falta de cierre, por ejemplo, reconsultas repetidas, urgencias evitables, derivaciones sucesivas. El GAP pretende reducirla reorganizando la trayectoria.

Derivación infinita

Patrón de derivaciones sucesivas sin integración real ni cambio de trayectoria. Señal típica de complejidad organizativa y de ausencia de mecanismos intermedios de coordinación.

Dispositivo

Unidad funcional asistencial (AP, hospital, unidad específica, recursos comunitarios) con lógicas, agendas e indicadores propios. El GAP no sustituye dispositivos, reorganiza temporalmente sus interacciones.

E

EFQM (marco de excelencia)

Modelo de referencia para gestión de calidad y mejora continua, centrado en resultados en personas usuarias, profesionales, sociedad y desempeño organizativo. En el libro se utiliza como marco para diseñar indicadores y ciclos de mejora del GAP.

Equipo temporal (equipo de ventana)

Conjunto de profesionales que se configura para un GAP durante una ventana limitada. Su eficacia depende de liderazgo de ventana, tiempo protegido de coordinación y seguridad psicológica.

Equidad (en activación GAP)

Principio de activación basado en criterios compartidos para evitar que el acceso al GAP dependa de influencia, insistencia o cercanía. La equidad se protege con criterios organizativos y auditoría ligera.

F

Fidelidad al modelo (model fidelity)

Grado en que la implantación real del GAP mantiene sus rasgos esenciales: criterios, temporalidad, coordinación explícita, cierre y anclaje. Se evalúa para evitar "etiqueta vacía" o cronificación.

G

GAP

Mecanismo organizativo temporal que reconfigura, durante una ventana limitada, la interacción entre dispositivos, agendas y profesionales para organizar la atención alrededor de una persona concreta y su trayectoria compleja, y no alrededor de la estructura estándar del sistema.

GAP-XXX

Notación que identifica un GAP vinculado a un servicio concreto de cartera. El "XXX" corresponde al código del servicio, y permite lectura común para gestión, clínica y sistemas de información.

GAP-421

Aplicación del modelo al servicio 421 de la cartera de servicios en el marco del dolor persistente. Se utiliza como caso índice para mostrar cómo los criterios de buena atención se convierten en acciones coordinadas.

Gestión de casos (Case management)

Modelo generalmente longitudinal, centrado en seguimiento continuado y coordinación sostenida, a menudo con un gestor de casos. Se diferencia del GAP en que el GAP es temporal, no crea una unidad orgánica y se orienta a ventanas de intensificación y cierre.

Gobernanza

Conjunto de reglas, roles y decisiones que permiten que el GAP sea legítimo y sostenible: criterios de activación, capacidad de ajustar agendas, registro, evaluación y decisión de continuidad o ajuste.

H

Heroísmo organizativo (voluntarismo)
Respuesta informal basada en esfuerzo extraordinario de profesionales para sostener coordinación fuera de circuito. El GAP pretende transformar esta adaptación en coordinación explícita, compartida y evaluable.

I

Indicadores
Medidas estructuradas para evaluar procesos, resultados y experiencia. En el GAP se priorizan indicadores de proceso (fidelidad), resultados del sistema (ruido/demanda), y resultados en la persona (PREMs/PROMs).

Incertidumbre organizativa
Incertidumbre derivada de no saber qué va a pasar con el proceso, quién coordina, qué mensaje prevalece o cómo se cierra la trayectoria. Diferente de la incertidumbre clínica. El GAP busca reducirla.

L

Liderazgo de ventana
Rol funcional, temporal y explícito que facilita el equipo GAP, asegura voz distribuida, sintetiza decisiones, asigna acciones y garantiza el cierre en plazo. No crea jerarquía permanente, pero evita deriva a informalidad.

M

Modalidad funcional temporal

Forma de describir el GAP para evitar confusión con una unidad orgánica. Es una manera de operar un servicio existente durante una ventana, reorganizando interacciones sin crear estructura permanente.

Mejora continua

Ciclo de revisión, ajuste y decisión basado en datos e interpretación contextual. En el GAP se apoya en revisiones tempranas, de cierre y diferidas, con foco en aprendizaje y prevención de burocratización.

P

Plan compartido

Documento o acuerdo explícito, accesible y coherente, que define objetivos, intervenciones, responsables, seguimiento, señales de alarma y criterios de desescalada. Es la pieza central para que el paciente vuelva al circuito estándar con sentido.

PREMs (Patient-Reported Experience Measures)

Medidas reportadas por el paciente sobre la experiencia de cuidado, por ejemplo, coordinación percibida, comprensión del plan, confianza. En el GAP son métricas nucleares, alineadas con su propósito organizativo.

PROMs (Patient-Reported Outcome Measures)

Resultados reportados por el paciente sobre salud, función, dolor, calidad de vida u otros dominios. En el GAP se recomiendan PROMs breves y relevantes para captar reconducción de trayectoria, no solo biometría.

R

Ruido asistencial
Actividad que consume recursos sin traducirse en valor proporcional, por ejemplo, reconsultas repetidas, derivaciones sucesivas, visitas fragmentadas. El GAP pretende convertir ruido en señal mediante orden y cierre.

S

Seguridad psicológica
Condición de equipo donde los miembros pueden expresar dudas, discrepancias y errores sin temor a represalias. En equipos temporales GAP es esencial para disentir rápido, alinear planes y evitar incoherencias que generan demanda reactiva.

Sostenibilidad
Capacidad del sistema de mantener cuidado de calidad en el tiempo sin degradar recursos humanos, financieros y organizativos. En el libro, el GAP se plantea como estrategia de sostenibilidad al reducir ineficiencia silenciosa y "casos tapón".

T

Temporalidad
Rasgo esencial del GAP: se activa y se desactiva. Permite intensificar coordinación cuando importa y evitar dependencia institucional, rigidez y cronificación del mecanismo.

Trayectoria (de persona)
Recorrido longitudinal del paciente, integrando dimensiones clínicas, funcionales, sociales y experienciales. En el modelo

GAP, la trayectoria es la unidad organizativa relevante, frente al episodio aislado.

V

Ventana de oportunidad (ventana de intervención)

Periodo limitado donde concentrar coordinación y decisiones tiene alto retorno, por ejemplo, crisis, alta hospitalaria, debut de enfermedad, descompensación funcional o social. El GAP se activa para aprovechar la ventana y se cierra para evitar dependencia.